MARIANNE SÄGEBRECHT

Auf ein prima Klimakterium!

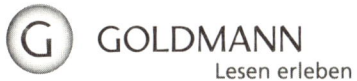

GOLDMANN
Lesen erleben

Buch

Dies ist Marianne Sägebrechts persönlicher Erfahrungsbericht oder ein Appell an die Weiblichkeit, voller Freude die Wechseljahre zu erleben. Ein sinnliches Brevier, das Frauen durch die schwierige Lebensphase begleiten möchte, auf die gewohnt authentisch unverblümte Sägebrecht'sche Art: mit humorvollen Geschichten aus ihrem Leben, mit Kräuterrezepten, Meditationen sowie Ernährungs- und Wohlfühltipps – kurz, mit allem, was Frau innen und außen guttut.

Autorin

Marianne Sägebrecht, geboren 1945 in Starnberg, ist eine der erfolgreichsten, auch international gefeierten deutschen Schauspielerinnen. In der letzten Zeit begeisterte sie ihr Publikum in Fernsehfilmen, u.a. in der Neuverfilmung der Grimm'schen Märchen als Frau Holle. Heute lebt Marianne Sägebrecht wieder am Starnberger See.

Marianne Sägebrecht

Auf ein prima Klimakterium!

Mein sinnlicher und ganzheitlicher Weg
durch die Wechseljahre

GOLDMANN

Die Originalausgabe erschien 2012 bei nymphenburger, München
unter dem Titel »Auf ein prima Klimakterium! Meine Ratschläge
und Geschichten für das reife Weibsbild von heute.«

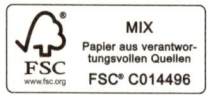

Verlagsgruppe Random House FSC® N001967
Das für dieses Buch verwendete FSC®-zertifizierte Papier
Lux Cream liefert Stora Enso, Finnland.

1. Auflage

Vollständige Taschenbuchausgabe Oktober 2014
© 2014 Wilhelm Goldmann Verlag, München,
in der Verlagsgruppe Random House GmbH
© 2012 für die Originalausgabe nymphenburger in der
F.A. Herbig Verlagsbuchhandlung GmbH, München
Umschlaggestaltung: UNO Werbeagentur, München
Umschlagmotiv und Fotos im Innenteil: Achim Graf
SG · Herstellung: cb
Satz: EDV-Fotosatz Huber/Verlagsservice G. Pfeifer, Germering
Druck: GGP Media GmbH, Pößneck
Printed in Germany
ISBN 978-3-442-22079-3

www.goldmann-verlag.de

Inhalt

Prolog

Liebe Leserinnen, liebe Leser,

Klimakterium, Menopause, Wechseljahre, Wandeljahre.

Darf ich Sie auf eine Entdeckungsreise in mein Gedankenreich und in das existenzielle Basiscamp meiner dritten, erfüllten Lebensphase einladen? Als aktuell initiierte Wechseljährige habe ich mich nach dem Tod meiner Mutter, die Menopause im Rucksack, tapfer durch klimakterische Feuer geschlagen, reißende Flüsse überquert, um den Altersruhesitz meiner seelischen Heimat nach und nach bewohnbar zu machen. Mein inneres Auge kann sich seit Jahrzehnten an einem immer wieder auftauchenden Atoll nicht sattsehen: ein Lebensterrain, von Wasser umrandet, von Regenwald bekränzt, von Menschen bevölkert, die mir artverwandt sind. Ich bin mir sicher, der Fluss des Lebens wird mich eines Tages dort an Land spülen.

Nach dem Abschied von meiner Fruchtbarkeit gestalteten sich die folgenden Wanderjahre sehr bewusst und frohgesinnt. Einer wunderbaren Tochter durfte ich Leben schenken, seit Jahrzehnten bin ich erleichtert, aus dem monatlichen Reglement von Ebbe- und Flut-Gezeiten der Gebärmutter entlassen worden zu sein. Mutig und neugierig machte ich mich in der Menopause, den Jahren der hormonellen Umstellung ab fünfzig, auf zu neuen Ufern, um meine Wechseljahre anzutreten und durch bejahendes angewandtes Leben zu heilgen. Auch ich wurde des Nachts von heißem Klimax-Wallerich überfallen und ergab mich, ohne lange Überlegung, kurz und bündig. Nach sieben Jahren schlug er sich in die Büsche, und wieder stand ein Wechsel um die sechzig hinter dem Gartentor. An diesem Wendepunkt taten sich neue Dimensionen und Lebensqualitäten auf, die mehr und mehr in eine innere Gelassenheit mündeten, aber immer Raum für Zukunftspläne und Visionen ließen. Ein schöpferisches Landleben, Zusammenleben mit Freunden, Tieren und Pflanzen – diese Visionen stehen seit einigen Jahren Schlange bei mir, rufen nach Einlösung.

Noch bestreite ich mein Landleben alleine, zusammen mit meinen Tieren. Wenn es zur salomonischen Zeitenwende kommt, werden flugs die bisherigen Zelte abgebrochen und einer neuen Lebensform steht nichts im Wege, verspreche ich mir bei einem Glas feinstem Kräuterelixier, selbst gebraut auf der tröstlichen Basis von Minze, Zitrone und Ingwer, während das Thema

Wechseljahre auf dem Fernsehschirm mit Häme und Ignoranz durch den ungezuckerten Kakao gezogen wird: das rohe Ablachen über das Hüftgold einer reifen Rapunzel, Wasserrinnsale aus schwitzenden Leibern im herbstlichen Zonengebiet eines Frauseins, die ehemals wallende Mähne stumpf und ausgelichtet, flirrende Hitze in seelischen Wüstenoasen und Launen von Circen, die so manche Achterbahn um ihre Kundschaft fürchten lassen. »Die Hitze von Millionen Frauen lässt in einigen Jahren den Südpol schmelzen«, argwöhnt eine bekannte Entertainerin und empfiehlt nebenbei eine Botox-Kur für gebeutelte männliche Hängetäschchen, wie sie es benennt. Eine Satire-Serie, die dem Thema Wechseljahre frönt, pfeift frauenverachtend aus dem letzten Löchlein, in das ein Sport- und Yoga-Lehrer seinen Allerheiligsten nicht mehr eintunken möchte, »weil zu weit«, wie er seiner klimakterischen Geliebten rigoros klarzumachen versucht. Osteoporose und Harninkontinenz werfen sich Beleidigungen an den Kopf. Auf der angepriesenen Liste der menopausalen Beratung warten Anti-Aging-Tipps für Hormone in Hülle und Fülle, um die biologische Uhr einfach mal zurückzudrehen. Giftiges Botox lockt, zockt und zofft sich mit eiskalten chirurgischen Instrumenten über Wenn und Aber einer radikalen Verjüngungsprozedur.

Jugendwahn, Schadenfreude und negative Nachstellungen, die versuchen, die Zeit der fraulichen Wechseljahre in Misskredit zu bringen, schufen für mich mehr und mehr gedanklichen Nährboden, ein Brevier über den Themenkreis des Klimakteriums zu verfassen, das sich, aufgrund eigener positiver Erfahrungen, umsichtig und bejahend, aber auch humorvoll und selbstkritisch mit dieser reifen Lebensphase befassen will.

Kommen Sie doch einfach mit mir, liebe Leserinnen, auch die Herren der Schöpfung sind eingeladen. Kommen Sie mit! Hinter meine Zauberhecke, hinter die Zauberhecke eines alten Dornröschens, das sich unbemannt und lebensbejahend in den Strahlen einer herbstlich warmen Altweibersonne nützlich zu machen versteht.

Ich nehme Sie mit in meinen Lebensablauf, verführe Sie zu mutigen Gedankensprüngen, ich lasse Sie teilhaben, weihe Sie ein. Sinnhaftig, ganzheitlich und risikoreich. Dramaturgisch aufbereitete Hotspots, Essenz eines Tagesprofils, die, Ihnen zuliebe, liebe Leser, auf einen Eintrag in mein Tagebuch verzichtet haben.

Es erwarten Sie einmalige Ratschläge aus der Geheimfach-Pflanzenkunde meines Großvaters, verbündet mit ungeahntem Wissen meines weisen Mentors, Ausbilders und Ganzheitsmediziners. Aber auch Frau Holle und die alte Fee Morgane haben einige Schätze und Rezepte aus der Kräuterapotheke Gottes für Sie auf Lager. Schenken Sie uns einige Quäntchen Ihrer kostbaren Zeit, die wir gerne mit Ihnen teilen. Lassen Sie uns neue Ufer ins Visier nehmen, lassen Sie uns »Leben fassen statt Leiden

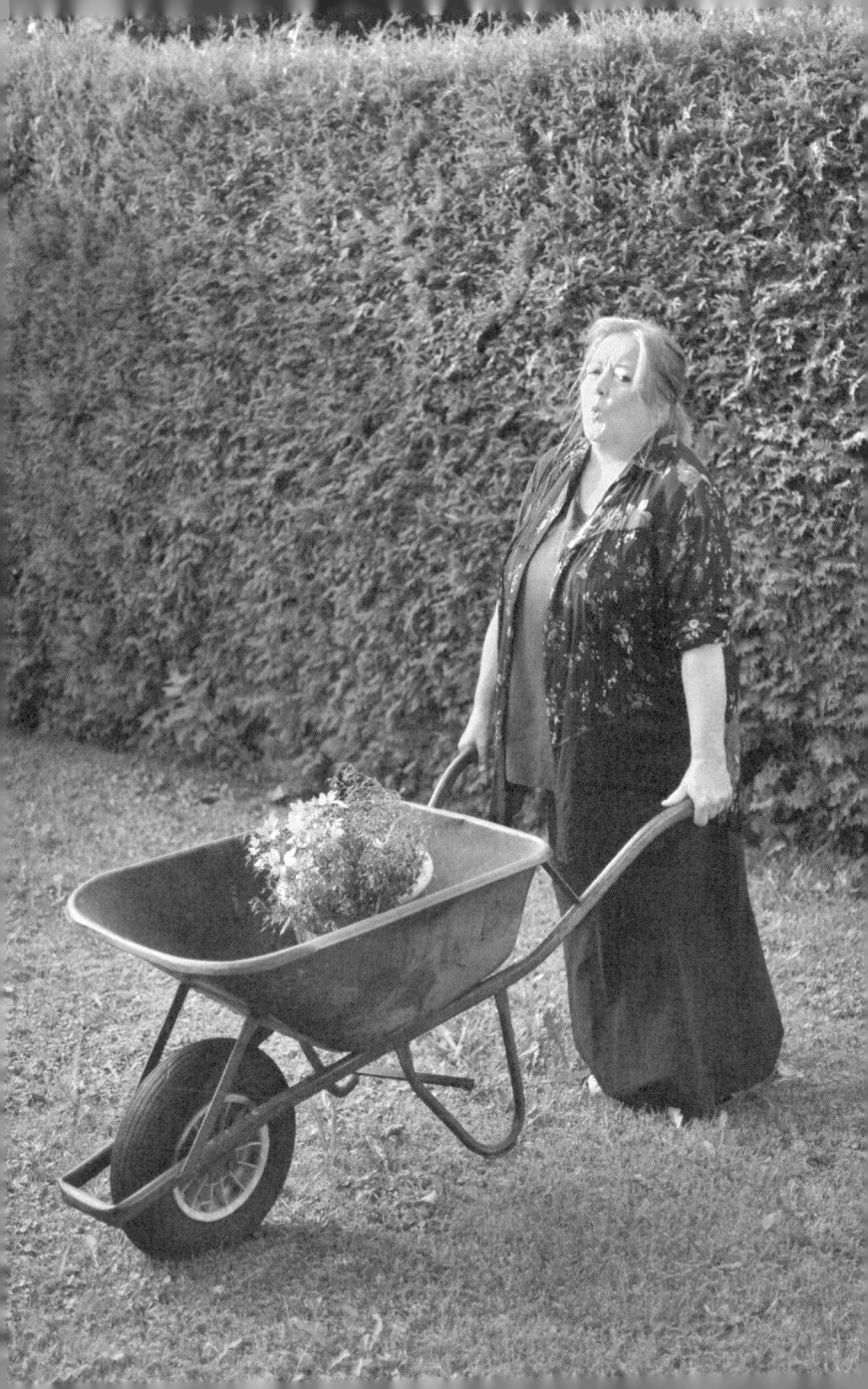

erleiden«, eingebettet in die furchtlose Entdeckung der wesent-
lichen Merkmale und ungeahnten Freiräume einer einmaligen
Zeit der »letzten Reifeprüfung«!

Auf einen glückhaften, lebendigen »Indian Summer«,

Ihre Marianne Sägebrecht

Sui generis – von eigener Art

»Ein Ast erfriert im Winter, jedoch im Frühjahr wächst daraus eine wunderschöne, rote Rose.« Dieser Ausspruch aus meinem Lieblingssong *The Rose* von Bette Midler, unvergesslich in meinem Erinnerungs-Urgrund gespeichert, geistert durch meinen Kopf, und meine bibbernden Nasenflügel tauchen sich wonnig in den duftenden Blütenkelch einer letzten Essigrose, die noch trotzig meine raubereifte Dornröschen-Altmädchenhecke veredelt. Ein beflügeltes Sonnenstrahlbündel tanzt frech auf meiner Stirne, und meine besockten Füße räkeln sich, trotz kaltem Windhauch, wohlig warm in meinen geräumigen Stiefeln Marke Landleben. So lässt es sich, eingetaucht in einen tiefen Gedankenteich, im winterlichen, geliebten Refugium verweilen. Aus frohen Kindheitstagen dringt die liebevolle Stimme meines Großvaters, Gärtner und Kräuterkundiger aus Leidenschaft, durch Zeit und Raum.

»Ein wachsender Baum, eine reifende Frucht kann und will sich nicht beeilen, alles Wachsen und Werden läuft nach einer vorbestimmten inneren Zeiteinteilung ab. Lass uns auf dieses Wunder mit unserem feinen Holundersaft anstoßen, meine kleine Zauberprinzessin.«

»Ich weiß, Opa, einen kahlen Ast im Winter muss man genauso loben wie einen starken Zweig mit vielen Früchten. Und ein kleines Büschel Löwenzahn hat ein genauso großes Fest verdient wie eine große Wiese voll blühender Blumen.« Ein kühler, trauriger Hauch voll Sehnsucht nach Mutter und Großvater, die beide schon das Zeitliche gesegnet haben, durchweht meine Herzenskammer, nicht ohne die seelische Anwesenheit der Verschiedenen tröstlich wahrzunehmen.

Nicht zum ersten Mal, mehr schleichend als gehend, umkreisen zwei dubiose Herren mein Gartengrundstück. Jetzt bin ich anscheinend gerade aus ihrem Blickfeld entschwunden, die Herrschaften aber nicht aus meinem. An der Carport-Ecke ist man gerade dabei, sich unter dem Knöterich-Strauch auf ein Pläuschchen einzunisten.

»Stell dir mal vor, dass Kredite und Zahlungsverpflichtungen in den USA ein Niveau erreicht haben, das gar ein Dutzend Mal so hoch ist wie das gesamte Bruttoinlandsprodukt der ganzen Nation«, vernehme ich eine etwas blecherne Stimme aus dem Busch, über die sich sogleich ein sonorer Kontrabass stülpt.

»Keep cool, man, das Ganze sind doch sowieso nur Computertransaktionen. Je mehr Schulden, desto mehr Zinsen, also mehr Geld und mehr und mehr Profit bis zum totalen Kollaps«, ironisiert jetzt der Begleiter. »Soll ich dir mal ausmalen, wie man mit Schulden Zaster en masse anhäufelt?«, fährt Blechi weiter fort, während sein Gesprächspartner den Rückweg anzugehen versucht. »No go, stop, mein Freundchen, du hörst jetzt hin!«, schwadroniert der selbst ernannte Aufklärer unbeirrt weiter. »Liquide bist du ja wohl, Alter.«

Ich für meine Person habe jetzt mein heißes Ohr an einer morschen Holztrennwand geparkt, um ja keine der gesprochenen Silben verloren gehen zu lassen.

»Höre und staune, mein Junge. Ich startete mit ersten neunzigtausend Euro, durch Prämien angehäuft, deklarierte mich per Internet als Bank und verlieh dieses Geld flott und zinsgünstig an meinen Kumpel Eric, der ein Haus erwerben wollte. Eric kaufte damit sein lang ersehntes Häuschen von unserer gemeinsamen Freundin Lea, den heißen Tipp gab ich. Lea wiederum parkte das erzielte Geld bei ihrer Bank, das war ich, zu einem höheren Zinssatz als üblich, versteht sich. Diese Neunzigtausend plus zwei Vermittlungsprovisionen zählten sich nun als bare Bankeinlage. Meine eigenen Neunzigtausend wusste ich in Erics Haus verzinst und gesichert. Nach einer Zwangsversteigerung, verursacht durch anliegende, hohe bauliche Auflagenkosten, die Lea und ich wohl vergessen hatten offenzulegen, wenn du weißt, was ich meine, hatte Eric schon nach einem Jahr Adieu zu seinem geliebten Refugium zu sagen. Heute gehört das Haus mir, für vierzigtausend wieder an Land gezogen! Tja, Leas Einlage schrie förmlich nach Gymnastik! Game gecheckt, Alter? Hier hast du meine Karte, just in case«, überstrapaziert die notorische Blechstimme seit Minuten die Nervenstränge seines stummen Gegenübers. Mein Hustenanfall, den die Wut über das Gehörte nach oben zu befördern versucht, bekommt Auftrittsverbot, mein Herz sendet ein Bündel gute Gedanken an poor Eric.

»Der ärgste Fluch des Menschen ist das Geld, das sagte schon der gute alte Sophokles, du Schweinebacke«, hefte ich dem zynischen Mister Monetas stumm an sein Revers. Sein Partner ist wohl nicht gewillt, aus offengelegter List und Tücke einen Nutzen zu ziehen, besteht dafür mit grimmiger Miene auf dem Heimweg.

Mein Auge entdeckt auf männlicher Brust ein um Eindruck ringendes Teleobjektiv. Schon tauche ich auf leisen Sohlen in das Schattenlicht meiner Linde ab. »Vielleicht zwei Vertreter der pulsierenden Immobilienbranche auf Streifzug durch die begehrte Südregion unseres Landes, um erwerbbare Gefilde aufzustöbern und ›one after the other‹ amoralisch einzutüten«, rumpelt es in meinem Kopf. Wieder eingekehrt in meine heimeligen vier Wände nimmt mein aufgezogenes Stimmungstief vor meinem wirbelnden Mixer Reißaus. Aus saftigen Birnen, Limetten, Kokosmilch, einem Schuss feinstem Kokoslikör, frischen Kokosraspeln, einer Prise Chili, einer Prise Zimt beschert er

einer Dame im Wechselbad der Jahreszeiten einen sinnbetörenden Longdrink, der locker einem verunglückten Quickie aus
meinen Tagebuchnotizen der Siebzigerjahre die Stirne bieten
könnte.

Meine Vertraute, Surinam Sehnsucht, deren sechzigjährigen
Geburtstag wir noch gemeinsam im Spätherbst dieses Jahres im
surinamischen Regenwald zelebrieren werden, psst, bleibt unter
uns, nimmt flugs mit auf meinem gemütlichen Sofa Platz.

Eine geruhsame Meditation erweckt süße Düfte von blühenden
tropischen Blumen aus tiefen Urgründen. Satte türkisblaue Far-
ben schweben durch den Raum, Trommelwirbel verbrüdern
sich mit dem Geräusch von brechenden Wellen. Ein Konglome-
rat von Antlitzen aus den Regionen der ganzen Welt reitet auf
gischtenden Wasserfontänen. Selbst mein in die ewigen Jagd-
gründe eingegangenes Kapuzineräffchen Pixie schwingt sich
von Liane zu Liane durch den Raum. Wohltuende Wärme breitet sich in meinem Herzen aus.

»Ich komm aus Surinam, Mama, aus Surinam«, schlängelt sich
die Stimme der siebenjährigen Marianne melodisch zur Hänge-
lampe hinauf und landet zielsicher in Mutters warmem Schoß.
»Ich weiß, ich weiß, von so weit bist du zu mir geflogen. Du bist

so anders als die anderen Kinder, ich hab dich lieb, mein kleiner Wildfang«, gleitet eine unvergessliche Stimme zärtlich über mein Haar.

Mein Sehnsuchtsland Surinam, eine ehemalige holländische Kolonie in Guyana, ist Kulturerbe geworden. Eine weitere Ausbeutung des Regenwaldes ist dort damit passé, eine Versklavung der Bevölkerung schon seit dem 18. Jahrhundert abgeschafft. Da schnappen eure gierigen Rachen jetzt wohl kalt, ihr globalen Häscher, braust mir durch den Sinn. »Landgrabbing« nennt man euer Gebaren. Der brasilianische Regenwald wird nicht geschützt. Ihr holzt rigoros ab, gefährdet die Artenvielfalt der Tierwelt, und ihr ruiniert die biologische Balance des globalen Wasserhaushalts. Ihr kauft weltweit freie Areale zu Billigpreisen, hortet diese hinterhältig oder gebt sie dem Zuckerrohranbau zur Benzingewinnung anheim. Ein Großteil der gesamten Weizenernte wird an der Weltbörse als Spekulationsanlage verschachert. Lebenserhaltende Nahrungsmittel über Börsenhaie in den Handel transferiert! Geht vom Acker, ihr ackernden Männer, meine aufgebrachten Gedanken kommen nicht zur Ruhe. Unsere europäische Hähnchenbrust-Obsession verstößt das auflaufende Hühnerklein, um es per Luftfracht tonnenweise den afrikanischen Märkten unterzujubeln und dort für einen Schnäppchenpreis zu veräußern. Das einheimische, gut genährte Huhn kann da preislich nicht mehr mithalten …

Ein kräftiger letzter Schluck meines schon eingenickten Drinks versucht erfolglos all die Gedanken zu übertönen. Aua, da

zwickt's am großen Zeh! Kater Herkules moniert seine Abend-
mahlzeit und die seiner anbefohlenen Geschwister. Hahn und
Huhn werden in Zukunft ausschließlich unzerlegt erworben, so
gelobe ich, um hinfort mein Scherflein als verantwortungsbe-
wusster Konsument an der Wirtschaftsfront beizutragen. »Auf
eine permanent materielle Steigerung des Wirtschaftswachs-
tums müssen wir wohl in Zukunft zugunsten einer Gleichge-
wichtswirtschaft verzichten, solidarische Arbeitsteilung und
ehrenamtlicher Dienst am Nächsten mit eingeschlossen, aber
keine Begrenzung für eine Steigerung der geistigen und huma-
nen Werte, ist doch selbstredend«, versuche ich meine hungrigen Kätzlein in einen Diskurs einzubinden, der auf keinerlei
Gegenliebe stößt. Das tägliche Ritual der Fütterung lässt meine
Tierfamilie zufrieden schnurrend und sich putzend zurück. Ein
paar Stunden später sind anstehende Telefonate abgewickelt, der
Haushalt wieder auf Vordermann gebracht.

Nach delikatem Brunch, Red Snapper in kreolischer Ingwer-
sauce, erwartet mich Rupert Sheldrake zu einem »Text à tee«.
    Versunken in meine momentane Lieblingslektüre, begegne
ich wieder und wieder dem Literaten Sheldrake, um immer tiefer in seine physikalischen Thesen der »morphogenetischen Felder« einzutauchen.

In eine kuschelige, selbst gestrickte Merinojacke gehüllt setze ich
mich an das raubereifte Fenster, umgeben von einer hungrigen
Spatzensippe bei ihrem Wettpicken um ausgestreute Sonnenblumenkerne. Bald wird sich das Tageslicht hinter einer voll-

mondigen weißen Scheibe in den wohlverdienten Schlaf stürzen. Still breitet sich eine große Ehrfurcht vor allem Lebendigen in mir aus. Mein verehrter großer Denker Albert Schweitzer gab zu Lebzeiten zu verstehen: »Ethisch ist der Mensch nur, wenn ihm das Leben als solches, auch das der Pflanze und das des Tieres, heilig ist und der Mensch sich dem Leben, das in Not ist, helfend hingibt.«

»Ich bin Paparazzo«, gesteht eine Zeit später der von mir ins Visier genommene Heckenschleicher. Da war er ja wieder, samt Fotoapparat im Anschlag, als ich ihn auf dem Weg zum Einkauf an einer Ampel bei Rot mutig zum Halten bringe. »Wo sind Sie in den letzten Monaten abgeblieben, Frau Sägebrecht? Keine Interviews, kein Auftritt auf einem Roten Teppich! Drei Tage habe ich Ihr Haus rund um die Uhr beobachtet. Kein Mann ging ein und aus, der Postbote ausgenommen. Schnee schippen Sie wie ein Kerl, fahren Auto wie eine Junge, Ihre Einkäufe erledigen Sie ja selbst, bravo! Unsere Leser und Redakteure machten sich schon Sorgen, ob es Sie überhaupt noch gibt unterm Firmament«, versucht sich der Journalist nach einer unrühmlichen Verfolgungsjagd, die er mir angedeihen ließ, aus dem Schlamassel zu manövrieren.

»Alles im Lot, Herr Kundschafter! Mein neues kreatives Gespann, Klasse-Film *Omamamia* und erfrischendes Buch *Auf ein prima Klimakterium!*, wird ab Herbst versuchen, die Herzen der Menschen zu erobern. Das alte Dornröschen ist mit sich im Reinen, atmet, fühlt, redet, läuft, speist, arbeitet, schläft, schreibt, spielt, lacht und weint hinter seiner selbst erwählten Hecke.«

»Foto?«, fragt er kleinlaut.

»Na klar«, sage ich und stelle mein Antlitz, ungeschminkt und fern der Heimat, für ein aktuelles Foto zur Verfügung!

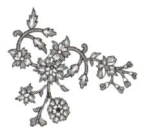

Wieder zurück in meinem sicheren, grünbewachsenen Refugium nahm ich zuerst eine Messerspitze der getrockneten und pulverisierten Rosen- und Salbeiblätter aus einer liebevoll bemalten Dose, um meinem gelben Zorn auf den unseriösen Paparazzo die Stirn zu bieten, und ließ mir gleichzeitig ein Badewasser ein, das ich mit sieben – meine Lieblingszahl – getrockneten Lorbeerblättern, fünf Minztee-Beuteln (frische Minze hielt noch ihren Winterschlaf), einem Teelöffel Kokosöl und einem Teelöffel Mandelöl veredelte. Das war Entspannung pur und ein mundendes Avocado-Gazpacho besänftigte meinen aufgeregten Magen.

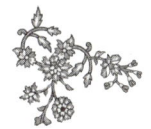

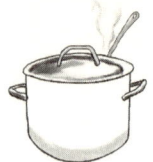

Avocado-Gurken-Gazpacho mit Estragon, Chili und Shrimps

Für 4 bis 6 Personen

2 Avocados	1 TL Chilipulver
1 Knoblauchzehe	200 g Shrimps
1 kleine Salatgurke	1 EL Estragon
1 Prise Zucker	50 g Sahne
250 g Joghurt	1 Prise Kreuzkümmel
700 ml Geflügelbrühe	1 Prise Sesam
1 Zitrone	Salz und Pfeffer

Die Avocados werden geschält, in kleine Stücke geschnitten, mit der Knoblauchzehe, der geschälten, geteilten Gurke, einer Prise Zucker in den Mixer gegeben und sämig püriert. Jetzt in eine große Suppenschüssel geben, den Joghurt unterziehen, mit der Geflügelbrühe auffüllen, mit dem Saft der Zitrone und dem Chilipulver vermengen, die Shrimps in Butter und geschnittenem Estragon dünsten, pfeffern und salzen und kurz vor dem Servieren auf die Suppe geben. Einen größeren Dip geschlagene Sahne in die Tellermitte, eine Prise Kreuzkümmel, eine Prise geröstete Sesamkörner, ein paar gehackte Estragonblätter darauf verteilen, eine kleine Käsestange beilegen. Bon appétit!

Carpe diem – pflücke den Tag

»›Liebe ist schrecklich rau‹, sagte ich, während ich mich dämlich auf dem Bärenfell vor dem Kamin räkelte. ›Zieh dich an, Kleines‹, brüllte er aus der Dusche, ›ich kann dich sonst nicht länger verleumden‹. ›Ach sag an‹, seufzte ich in mich hinein und zog meinen frierenden Wintermantel über meine nackte Orangenhaut.«

Bei brasilianischem Kaffee, mit Zimt und Sahnehäubchen, resümiert eine alte Freundin, aus Miami angedüst, in respekteinflößenden Schlangenlederstiefeln und mit sechzigjährigen Dreadlocks, auf meiner kleinen Landhaus-Chaiselongue über ihren zeitgenössischen Miami-Lover jüngeren Jahrgangs, ihren Sexy-Hengsto, wie sie ihn mir mit sattem Gelächter an meine Zimmertapete imaginiert.

»Ja, ja«, antworte ich, »wenn die gute alte Lust in ihre Jahre kommt, da ist Kuscheln angesagt, keine Verhüterlis mehr im Suitcase, die sich nach ihren Einsatzbefehlen sehnen, keine Eisprung-Temperatur-Bestimmungen, kein Monatspillen-Futter, sondern freie zärtliche Vereinigung, vertrauensvolle tantrische Hingabe. Diese Zeit ist doch die Krönung für uns Frauen«, lege ich nun meine Essenz mit wissendem Lächeln auf das blaue Tablett, das noch die letzten Scheiben eines himmlischen Zitronenkuchens beherbergt.

»Alte Fabuliererin«, kontert nun Sexy-Hexy, »du hast dich doch seit Jahren nicht mehr in unseren sexuellen Dschungelcamps fündig gemacht und wie Dornröschen hinter deiner Hecke versteckt. Bei uns modernen Frauen ist Polarität angesagt. Anziehung und Abstoßung im Wechselspiel der Geh-und-Komm-Zeiten. Geile Alpha-Männchen werden mit Fessel-Ritualen domestiziert, dass ihnen Hören und Sehen vergeht. Dazu benötigen wir einen schneidenden Ton in der Stimme, strafende Knute, Augenbinde, auch bei jüngeren Schnittchen mit straffem Popo, capito, meine dornige Rose?«, wirft mir die Gefährtin aus freudigen Jugendtagen an den Kopf und kippt sich einen kräftigen Schluck meines selbst gebrauten Ingwer-Zitronen-Minze-Cocktails in ihren aufgespritzten Kirschenmund Marke XXL.

»Die angewandte Augenbinde versperrt wohl den Blick auf die Cellulite-Plantagen? Sehr clever von euch«, rutscht mir da verschmitzt aus dem Mund, der sich gleich danach von einem kräftigen Löffel würziger Kokosmilch-Hühnersuppe, mit Koriandergrün veredelt, verwöhnen lässt. Dieses delikate Süppchen hatte ich in den letzten Stunden liebevoll für meine Besucherin komponiert, die nun mitsamt Erfahrungskatalog forsch im ersten Gang Berggetriebe weiterfährt.

»Ja, ja, unsere ungeliebte Menopause mit ihrer trockenen Problemzone im Gepäck. Gleitgels, -cremes und -zäpfchen in allen Variationen, wenn du weißt, was ich meine, meine Liebe! Was für ein Stressfaktor neben der monatlichen Botox-Schiene. Die jüngeren männlichen Kaliber verlangen doch hie und da nach der horizontalen Position, und die Konkurrenz schläft beileibe nicht«, wahrsagt sie und stürzt sich eilig in ihren Zottelnerz, um das schon angekündigte vierteljährliche Date mit ihrem leibhaftigen Ehegespons in der bayerischen Metropole anzuvisieren.

Jetzt versuche ich meine Wortkaskaden an die Frau zu bringen: »Du musst jetzt in deinen herbstlichen Gezeiten genügend Kalzium zu dir nehmen, mindestens 1500 mg pro Tag, aber nur wenn dein Vitamin-D-Spiegel damit übereinstimmt, also viel frische Luft und viel Fisch essen. Und mein Geheimtipp! Der Mönchspfeffer setzt peu à peu die Wassereinlagerungen der Cellulite frei. Gönn dir das natürliche Hormon der Cimicifuga-Silberkerze, dann klappt's auch wieder mit den feuchten Zonen. Was macht deine Familie? Meine Enkeltochter hat Abitur geschafft und …« Da ist sie auch schon weg, und ich rede nur noch mit dem offenen Fenster eines schicken, schwarzen Cabriolets, das sich mit einem Raubkatzensprung aus dem Staub zu machen beginnt.

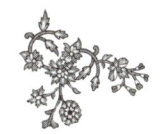

»Gott schütze dich, meine jung gebliebene Prinzessin aus frohen Kindertagen, und vergiss dein altes Dornröschen nicht«, schicke ich der rasanten Lenkerin liebevoll mit auf den Weg. Gleich werden all meine Gedanken in einem Milch-und-Honig-Bad ertränkt und meine Gehirn- und Gedankengänge mit blauen Lichtbündeln ausgekleidet.

›Brainless diving‹ nenne ich diese meditative Übung, die mich schon so oft mit tiefer innerer Ruhe und geistiger Frische belohnt hat.

Neben dem randvollen Aschenbecher meiner Freundin dümpelt ein vergessener Notizzettel vor sich hin: »Mein Telefon klingelt. Jemand lispelt etwas über ein Happy End in den Hörer. Jemand empfiehlt, des Alters Weisheit im Kaffeesatz zu suchen. Jemand spielt ein Spiel, doch keiner darf über Los gehen. Jemand preist die Bigamisten und alle ahnungslosen Ehefrauen.«

»Mensch, Prinzessin, lass mich mehr von dir wissen, lass uns wiederschauen«, tigert es durch meinen müden Kopf, als ich rituell die Schlafplätze meiner Katzenfamilie bereite und ein romantisches Date mit meinem Traum-Prinzen arrangiere. Zufrieden kuschele ich mich in mein gemütliches Bett, Kater Samson inbegriffen. Ein verdächtiges Gluckern wandelt Träume in Schäume.

Badewasser über Bord! SOS!

Da hilft nur ein basischer Reinigungstag, am besten mit Karotten:

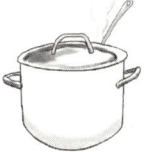

Karottensalat für Schluckspechte

Als Hauptgericht für 4 oder als Beilage für 8 Personen

600 g Karotten	1 EL Basilikumblätter
1 EL brauner Zucker	200 ml frisch gepresster Orangensaft
20 g Erdnussbutter	
400 g frische Datteln	150 g Sonnenblumenkerne, geröstet, zum Garnieren
Saft von 1 Zitrone	
1 EL Korianderblätter, gehackt	Salz, Pfeffer

Der süßsaure Urgrund des Salats erfreut den Zellenhaushalt, die Karotte beschenkt uns reichlich mit Kalzium, Eisen, Kalium und Vitamin A, die Sonnenblumenkerne trumpfen mit Vitamin E, Zink und Kupfer auf, die Dattel-Sippe legt noch Kalzium, Kalium und Kupfer mit auf die Waagschale. Das Ganze strotzt ja nur so von Gesundheit. Das hilft ja alles nichts, wenn's nicht schmeckt, dafür sorgen wir persönlich.

Karotten in Stifte schneiden und im ausgelassenen braunen Zucker erst leicht karamellisieren, mit Erdnussbutter löschen und leicht andünsten. Datteln putzen und vierteln, in der Glas-Salatschüssel mit dem Zitronensaft und einer Prise Zucker marinieren. Koriander und Basilikum und 1 Esslöffel Sonnenblumenöl zu dem frischen Orangensaft geben, alles 10 Minuten ziehen lassen.

Zum Finale geben wir die leicht kandierten Karotten hinein, dann fügen wir die saftigen Datteln dazu und gießen die Orangensauce, die wir mit Koriander und Basilikum vermischt haben, darüber. Salz und Pfeffer wollen auch noch drankommen. Verzehr ist noch nicht angebracht, denn der Salat muss, mit Zellophan abgedeckt, zum Saften und Ziehen noch mindestens für zwei Stunden auf die Fensterbank meiner Speisekammer, danach geht's mit einem Stückchen Weißbrot und einem feinen Schluck trockenem Weißwein, eine Schrothkur der anderen Art, ans Schnabulieren. Wohl bekomm's! Ach ja, die Sonnenblumenkerne nicht vergessen.

Rap-Zap-Crime
Kills Caribbean Dinner

Hundertfünfzig Jahre Wanderung durch den Tierkreis! Morgen, Freitag, den 3. Februar 2012, ist es so weit: Neptun, der große Wassermann, kehrt endlich in sein angestammtes Haus der Fische zurück, um uns als Heiler mit seinen spirituellen Energien zu beschenken, unsere Intuition für Liebe und Verbundenheit zu verfeinern. »Wir werden nach diesem Einschnitt unseren monströsen Individualismus mehr und mehr überwinden, unser Mitgefühl für die Mitmenschen wird sich schicksalshaft vertiefen, eine neue friedliche Zeit wird Einzug halten. Ich werde nicht mehr in den Genuss kommen, aber du, Marianne, wirst das bestimmt noch erleben dürfen.« So sprach mein Lehrherr und Ganzheitsmediziner schon im Jahre 1965, während ein stattliches Teleskop einer kleinen Sternwarte, die der Arztpraxis zugeordnet war, mein staunendes Auge mit nie vermuteten Einblicken in das geheimnisumwobene Weltall verwöhnte. Der blaue Planet der Venus, der für Liebe und Empfindsamkeit im astrologischen Schicksalsrad steht, wurde zu meinem Lieblingsplaneten.

Von meiner Idee, diesen sehnsuchtsvoll erwarteten 3. Februar mit einem karibischen Dinner zu untermalen und den Übertritt auf diesen neuen Lebenspfad freudvoll mit Familie und Freunden zu zelebrieren, war ich restlos begeistert. Meiner Tochter Daniela entlockte meine Einladung, galaktisches Design Marke Eigenbau, zwar wieder einmal ein amüsiertes Lächeln, mein Angebot wurde aber beileibe nicht ausgeschlagen.

Kalt gerührte Marmelada Kokolimetta, heute kreiert, als Geschenk für meine Gäste in kleine Gläser gefüllt, mit handgefertigten Etiketten versehen, wartet schon aufgereiht auf ihre angehenden Verzehrer. »Köstlich«, benote ich nach einer Probe das erzielte Geschmackserlebnis. Für andere zu kochen, sie mit neu entdeckten Gewürzen bekannt zu machen, mundende Essenzen aufzutischen, die sich aus Gewürzmischungen nach eigenem Gusto herauskitzeln lassen, beschert mir immer ein tiefes Glücksgefühl, vor allem wenn es mir wieder einmal gelingt, die Sinne meiner Gäste zu streicheln und ihren Geschmacksnerven durch meine bayerisch-surinamische Küche, wie ich meine Art zu köcheln nenne, bis dato ungeahnte Genüsse zu bescheren. Eine Tafelrunde, die sich aus einer Gruppe verschiedenartigster Menschen zusammengewürfelt hat, möglichst sieben bis neun Personen, gibt mir einen großen Ansporn, aber auch bei einer kleineren Konstellation bin ich hochmotiviert dabei.

Nach all den Jahren hallen die klugen Aussagen meines Mentors durch mein Innerstes, und ich versuche, diese mit viel Einfüh-

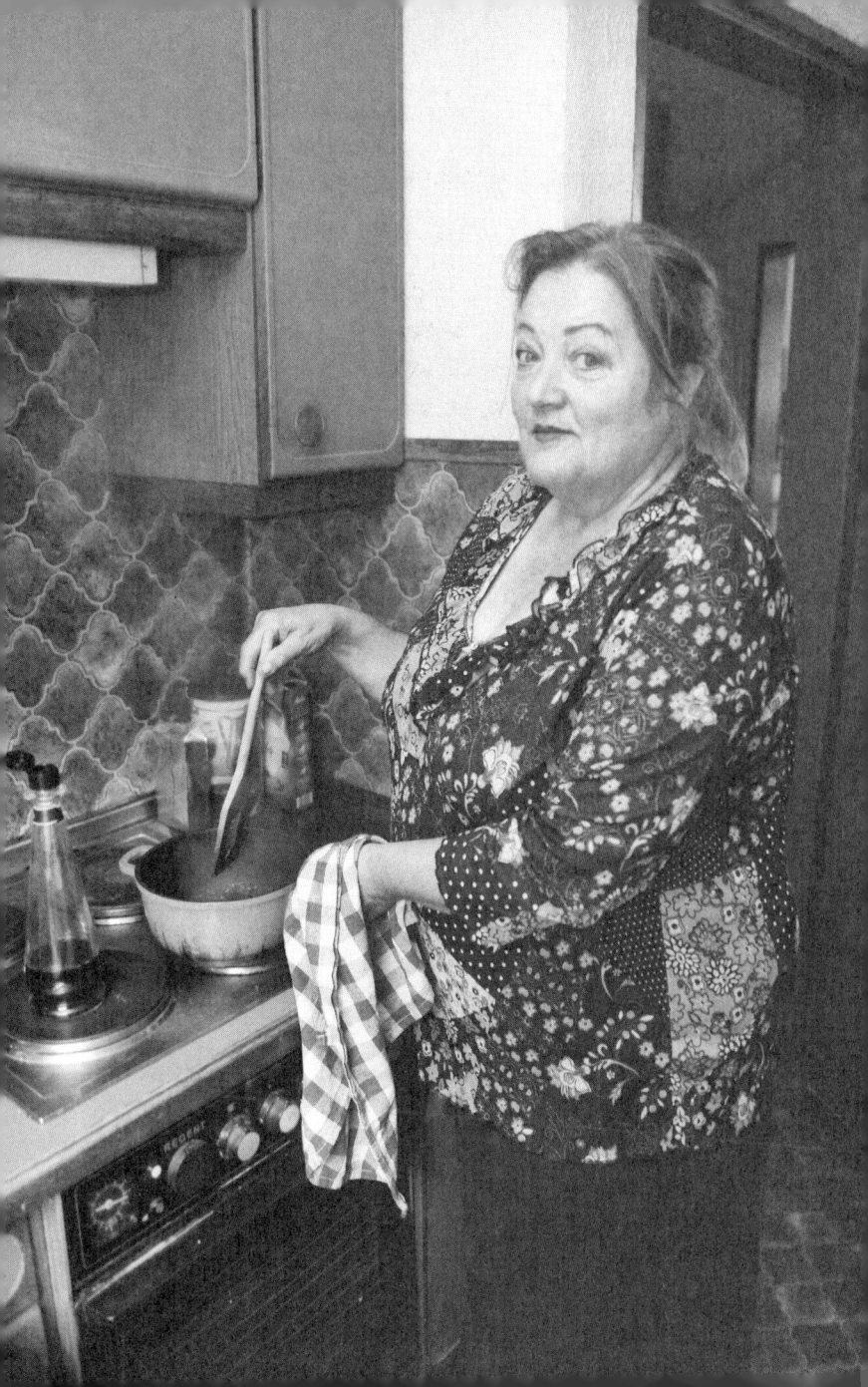

lungsvermögen und Respekt an meine Mitmenschen weiterzuleiten.

»Kümmerst du dich nur um die Ernährung eines einzelnen Menschen, hat das einen Wirkungsradius auf die ganze Welt«, mahnte er mich so oft. »In unsere Beziehungen, ob Freundschaft oder Liebschaft, bringen wir alle einen Hunger nach emotionaler Unterstützung mit ein. Ob Nahrung, Herzenswärme, Anerkennung, Freundschaft und rückhaltlose nahrhafte Spiegelung aller Facetten einer Persönlichkeit, ob positiv oder negativ ausgelegt, verschaffen diese ein warmes Gefühl des Selbstwerts und einer Geborgenheit, die sich aus dem Urschoß unseres Schöpfers speist. Durch eine ausgeglichene Ernährung durch unsere Mütter fühlen wir uns geliebt und abgesichert, wir sind mit der Welt geeint. Ist aber die orale Nahrungszufuhr mit ihrem notwendigen biologischen Sättigungsprinzip, vor allem in den ersten Monaten nach der Geburt, gestört, wirkt sich das unselig auf die spätere Erwachsenenzeit aus. Der Mensch fühlt sich dann ungeliebt und definiert sich permanent über Projektionsflächen auf mütterliche Personen, die den frühen Entzug von Nahrung, nun durch Entzug von Zuwendung und Anerkennung, wiederholen. Der Erwachsene fühlt sich bestraft, wird nun alles versuchen, um durch Sublimierung vermeintlich nahrhafte Zuwendung, sei es durch Streit und Zank, zu erlangen. Das verletzte Ich ertrinkt oft im Alkoholtrauma, versucht durch das Aufbürden von schweren Sorgen an Familienmitglieder und auftretende chronische Erkrankungen Zuwendung und Versorgung von seiner Mitwelt zu ertrutzen.«

Diese Erkenntnisse habe ich mir schon während meiner Ausbildung zu Lebzeiten meines Lehrherrn sehr zu Herzen genommen und immer wieder schmerzhaft bestätigt gefunden. Ein mutterverletztes Wesen sehnt sich zeitlebens nach Mutterschutz, wird aber, innerhalb eines Freundschaftsbundes, einem mütterlich herbeigesehnten Menschen, nach einer erfüllenden, nahrhaften ersten Periode, als Extrakt einer späten Rache, plötzlich zum feindseligen Gegenüber mutieren.

»Liebe mich dann, wenn ich es am wenigsten verdiene, denn dann brauche ich es am meisten«, habe ich in so einer schmerzhaften Phase meines Lebens in mein kleines Notizbüchlein geschrieben und beschlossen, trotz allem auch weiterhin mein Lebensmuster auf Fürsorge, Ernährung und Kommunikation mit meinen Mitmenschen auszurichten. Ich liebe sie und werde nicht müde, mich mit ihnen auszutauschen, sie zu ehren, zu nähren und zu studieren, was wahrscheinlich meinem kosmischen Auftrag total entspricht.

Da wir gerade bei dem Begriff Nahrung sind, darf ich Ihnen, liebe Leser, zum Thema Austausch meine neue Marmeladenkomposition zum Nacherschaffen offenbaren!

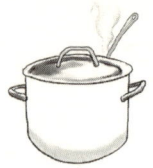

Marmalada Kokolimetta
(4 Gläser à 200 ml)

Ich verwendete dazu:

600 g saftige Birnen	30 g Kokosraspeln
2 Limetten	370 g Gelierzucker zum Kaltrühren
40 ml Kokoslikör	

Die Birnen werden gewaschen, geschält und gewürfelt, die Schale der Limetten fein abgezogen, der Saft der Limetten ausgepresst und über die Birnenwürfel gegeben. Den Kokoslikör und die Kokosraspeln zusammen mit dem Gelierzucker untermischen, mit einem Pürierstab mixen und in die vorbereiteten Gläser füllen. Handbemalte Etiketten, mit Namen versehen, machen Freude.

Neptuns Rückkehr wird erst am morgigen Tage gefeiert, schon heute vertraue ich meine delikate Nachspeise dem Kühlschrank an.

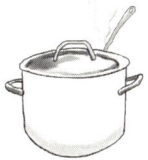

Neptuns Dream-Cream

1 frische Ananas habe ich in Würfel geschnitten und zusammen mit dem Fleisch von 3 saftigen Mangos von meinem Mixer pürieren lassen.

Ca. 90 g braunen Zucker ließ ich in einem Topf karamellisieren, gab eine kräftige Prise Zimt dazu und löschte alles mit dem Saft einer halben Zitrone und 20 ml braunem Rum ab. Der Duft, der dabei in die Nase stieg, war zum Hineinlegen. Ich atmete ihn ganz tief ein und gab dann, unter vorsichtigem Umrühren, etwa 1 l Milch, die pürierten und geschnittenen Früchte dazu, ließ alles bei kleiner Flamme kurz köcheln und zog zuletzt etwa 60 g Crème fraîche darunter.

Probiert und als gelungen empfunden! Da kam wieder meine Sehnsucht nach Surinam auf den Tageskalender, und ich verschmolz kurzerhand die auftauchenden Surinam-Visionen mit der unbändigen Freude über meinen morgigen Besuch, das war ein Wohlgefühl, sage ich Ihnen! Kurz vor dem Servieren werde ich ein paar frische Blätter meiner Zitronenminze und ein Stück Walnuss in die Mitte platzieren, um den Geschmacksbogen noch fein abzurunden.

Mein Duftreis »Paramaribo« wird morgen mit Kokosmilch, Korinthen, Orangenfilets und Bananenstückchen untermischt, in ein selbst gefaltetes Bananenblatt-Körbchen, mit Zahnstochern zusammengesteckt, gehievt und auf einem Tablett, mit frischen, mit Zitrone beträufelten Apfelschnitzen, angerichtet.

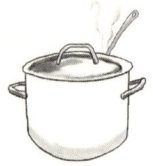

Karibische Fischsuppe
à la Maria Sybilla Merian

Für diese werde ich ebenfalls heute schon den Sud ankochen, damit sich die verschiedenen Geschmacksausströmungen der Gewürze bis morgen vermählen können.

400 g Seeteufel-Fischfilet und 500 g gemischte Meeresfrüchte habe ich über Nacht mit Limettensaft, 1 klein gehackten Schalotte und 1 Stückchen Chilischote, 1 geschälten Stück Ingwer und 1 kleinen Portion geschnittenem Koriander in ein geschlossenes Gefäß zum Marinieren eingelegt.

Jetzt erhitze ich für den Sud feinstes Sonnenblumenöl und gebe 1 geschnittene Schalotte, 1 Chilischote und eine Knoblauchzehe zum Anschmoren dazu, bestäube alles mit ½ TL Kurkumapulver, ½ TL Korianderpulver, je 1 Prise Pfeffer und Salz, gieße mit 400 ml Fischfond, 400 ml Kokosmilch und ½ l Wasser auf und lasse alles langsam etwa 10 Minuten köcheln.

250 g Okraschoten, 1 rote Paprika, 250 g Maiskörner werde ich morgen schneiden, kurz in Öl mit 1 kleinen Schalotte andünsten und zusammen mit 1 geschnittenen Mango zu meinem schmackhaften Sud geben, der über Nacht gezogen haben sollte.

Zum Finale werde ich den marinierten Fisch und die Meeresfrüchte samt Marinade darunterheben und nochmals etwa 5 Minuten köcheln lassen. Mein Koriandergrün wird das Gericht aus fernem Lande krönen, und auch Poseidon wird's nicht mehr in seinem Fische-Haus halten.

Herzlich willkommen! Denn unsere Portionen werden gut bemessen sein, und unser Gastrecht ist heilig.

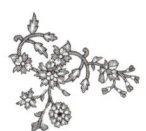

Der aufsteigende Duft, der jetzt von dem Sud durch meine Küche zieht und von meinem Lieblingsgewürz Kurkuma domestiziert wird, macht mich glücklich, lässt meine Seele schweben und mich wieder einmal von Surinam träumen.

Kurkuma, das leuchtende Sonnenpulver, wird auch in der ayurvedischen Medizin zum Reinigen der Chakren und Ankurbeln des persönlichen Wohlbefindens angewandt. Auch bei Arthritis, Thrombosen und Krebserkrankungen hat der Wirkstoff Curcumin wahre Wunder vollbracht. Schon beginne ich in Gedanken meine Reisevorbereitungen für die Winterzeit zu treffen, um auf dem Sehnsuchtspfad meiner Jugendtage und auf den Spuren meiner verehrten Biologin und Malerin Maria Sybilla Merian meine seit Langem geplante große Reise anzutreten.

»Meine Mutter baut schon wieder Luftschlösser, und das auf ihre alten Tage, wo sie in den letzten Jahren nun endlich zur Ruhe gekommen wäre«, bemerkte meine Tochter, als sie vor Monaten von meinem unsterblichen Plan erfuhr, meinem Seelenland Surinam im nächsten Jahr einen Besuch abzustatten.

»Wir alten Seelen müssen Luftschlösser bauen, damit ihr später darin wohnen könnt, aber alles hat seine Zeit«, beruhigte ich Daniela mit meiner Antwort nicht wirklich. Mein Ansinnen, mich doch zu begleiten, wie es Maria Sybillas Tochter Dorothea am Ende des 17. Jahrhundert mutig vollzogen hatte, stieß auf keine Gegenliebe.

»Du hast die Hummeln im Hintern, Marihuanna, ich werde so lange hier die Stellung halten«, prostete mein surinamisches Mädchen mit der bronzefarbenen Haut ihres Vaters und der Sehnsucht nach dem großen, weiten Weltenmeer, dabei lachend zu mir herüber.

Kommt die salomonische Zeit, kommt Rat und Tat, lächele ich verschmitzt in mich hinein und schalte die Hitzestufe meines Herds etwas herunter. Meinem Beschluss, dem summenden Fischsud bei seiner hingebungsvollen Einköchelung nicht länger voyeuristisch im Wege zu stehen und eine kleine wohlverdiente Fernsehpause einzulegen, ist so gar nichts entgegenzusetzen.

Aus meiner Melonen-Ingwer-Bowle, mit Honigmelonen-Fruchtfleisch, Ingwerstückchen und -pulver, Zimt, Kardamom und winterlicher Zitronenminze, aus dem Blumentopf, angesetzt und mit feinstem trockenem Weißwein aufgefüllt – der Sekt darf sich morgen darüberstürzen –, schöpfe ich mir ein Gläschen ab und mache es mir gemütlich.

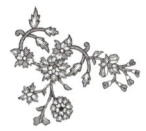

Den Bedienungsgriff meines TV-Guckkastens im Anschlag, an einem Freitagabend, zwanzig Uhr vierzig, auf der Suche durch die Kanalregionen der Sendeanstalten, um ein Quäntchen Unterhaltung zu erhaschen.

Ich zappe:
»Ich bringe Männer, die bereit sind, Grausames zu tun, was andere nicht können«, verspricht eine Ermittlerin aus Miami,

ich zappe:
»Hinter dieser Tür wartet das Grauen, ein Auftragskiller, sehe ich das richtig«, sonort ein amerikanischer Lawyer mit grauen Schläfen,

ich zappe:

»Legenden werden mit Blut geschrieben«, trieft sich eine rote Blutspur quer über den Fernsehschirm,

»Das will ich nicht«, höre ich mich erbost kommentieren,

ich zappe:

»Killing is fun – mehr geht nicht, Liebling«, schnoddert eine amerikanische CIA-Ermittlerin in Uniform ihrem nackten Lover in seine phallische Zone.

»No way, that's ridiculous«, schnaube ich verzweifelt

und zappe:

»Erotik zum Spartarif, keine Wartezeit, Frauen ab fünfzig, extrem vulgär, machen alles, was du willst«, gurrt eine weibliche Stimme, während sich eine vollbrüstige, nackte Oldie-Mieze am vermeintlich heißen Höschen zu schaffen macht.

»Das fehlt mir ja gerade noch«, höre ich mich jammern,

ich zappe:

Talkshow! »Ich sitze hier, um die Krankenkassen zu forcieren, betroffenen ADS-Kindern (kurz für Aufmerksamkeitsdefizit-syndrom) ausreichende Dosen eines Spezialmedikaments zu genehmigen, denn sie haben ein Recht auf höhere Schulen und Weiterbildung, dafür werde ich jetzt kämpfen«, predigt die kalte Stimme einer Politikerin, von zwei Jungmännern bekränzt, die sich einstimmig zu ihrem ADS-Syndrom bekennen. »Ich bin ein ADSler, und das ist gut so«, erklären beide einstimmig.

Ich bin wie festgenagelt, da hat sich's ausgezappt. Das angesprochene »Medikament« ist ein Amphetamin, das die Körpersysteme pusht, das sich Jugendliche als preisgünstigen Kokain-Ersatz zu beschaffen wissen. Das ist kein Beruhigungsmittel. Ihr gebt es den Kindern schon ab dem dritten Lebensjahr, um die Symptome von ADS stillzulegen. Dieses Medikament, über Jahre eingenommen, lässt die körpereigenen Drüsen zu permanenter Hochform und Sekretausschüttung auflaufen und verhindert vor allem eine Rückbildung der Thymusdrüse, die mit fünfzehn Jahren abgeschlossen sein sollte. Eine Entartung der Drüse mit Krebsbefall und Streuzonen in den ganzen Körper, Jahre später und gerade in den Zeiten des zweiten hormonellen Umbruchs, kann eine tragische Folge davon sein. Die Ärzte in den Universitätskliniken sind gerade dabei, dieses neue Phänomen zu erkunden und statistisch auszuwerten, das vor allem bei 16-jährigen Jungen nach rapider Absetzung des Medikaments, meistens nach Schulabgang kurz vor der Lehre, auftritt.

In unserem Bekanntenkreis zittern wir seit drei Jahren um das Leben eines jungen Menschen, bei dem sich nach jahrelanger Medikamenteneinnahme plötzlich eine karzinomatöse Entartung seiner Thymusdrüse einstellte, die unter dem kräftigen Brustbein nicht zu orten war und erst in einer Universitätsklinik diagnostisiert werden konnte. »Liebe Ärzte, Eltern und Lehrer, informiert euch über den neuesten medizinischen Stand, und setzt dieses Medikament, das 1939 in Baltimore an dunkelhäutigen Kindern ausprobiert und den schwer traumatisierten Kindern des letzten Weltkriegs zugedacht war, niemals kurzfristig ab, sondern lasst es langsam aus dem Körper ausschleichen. Ein rapider Abbruch, z. B. kurz vor der anzutretenden Lehre, wie gehandhabt, ist gefährlich. Informieren Sie sich doch!«, rufe ich dem Talkmaster, der Politikerin und den beiden Betroffenen weinend in den Plastik-Urgrund meines Fernsehers zu, als urplötzlich schwarze, stinkende Rauchschwaden, bereit für einen Spezialeinsatz, ihr Camp verlassen, das sie wohl unter meiner Küchentüre aufgeschlagen hatten, um Sekunden später das Wohnzimmer mit unsäglichem verbranntem Fischgeruch anzugreifen. »Ihr Pharmazie-Konzerne seid ja, neben den Banken, die unangefochtenen Machthaber auf unserem Planeten. Unser großer Heiler Neptun wird ab jetzt verborgene Zusammenhänge ans Licht bringen, und ihr werdet schon aus den großen Aspekten der Zeit heraus eure Fehler korrigieren und euch auf eine naturorientierte Medizin umstellen müssen«, resümiere ich verzweifelt, während ich mich zu meinen rauchenden, verkohlten Fischsudresten durchschlage. Meine Katzen haben sich schon instinktsicher nach oben verkrümelt, während ich den Topf samt verstümmeltem Inhalt schnurstracks aus dem Fenster in den Garten werfe.

Verflixt und zugenäht, da heißt es meinen Sud morgen früh noch einmal von vorne starten, Kokosmilch und Fischfond, Mango und Maiskörner neu einkaufen, Okraschoten und Paprika habe ich in Reserve, Fisch und Seafood schlummern noch safe in der Marinade, Nachspeise und Melonen-Bowle lachen sich im sicheren Kühlschrank ins Fäustchen. Aus dem holden, duftenden Bowlenglas hole ich mir, nach Aufreißen der Fenster, ein größeres Quantum, in größerem Glas, das wärmt die Seele.

Die Information des Amphetamin-Klientels, zur Auflichtung und Berichtigung eines Sachfalles, überlasse ich mal meinem großen Neptun-Vater, liegt ja in seinem aktuellen kosmischen Aufgabenkatalog. Nach 150 Jahren Wanderschaft kann er sich schon mal reinhängen ins Weltengefüge, ich kümmere mich weiter um meine Mitmenschen in meinem direkten Umfeld, an der Naht, wie ich es immer betone!

»Man soll dem Leib etwas Gutes bieten, damit die Seele Lust hat, darin zu wohnen.« Diesen Spruch von Winston Churchill machte ich am nächsten Tag zu meiner Maxime.

Mein Caribbean Dinner wurde für uns alle ein einmaliges Ereignis, sogar eine liebe Nachbarin, die eigentlich nur das isst, was der Bauer kennt, stieg mutig für eine kulinarische Reise mit auf unser Traum-Boot. Orfeus, ein exzellenter Gitarrist, übernahm bartlos Poseidons Part und verwöhnte uns alle zum Nachnachtisch mit seiner himmlischen Kunst. Liebe Leser, ein Hoch auf die Neue Zeit. Ich erwarte Sie ab dem nächsten Frühjahr an meiner Neuen Tafelrunde, Sie werden darüber lesen.

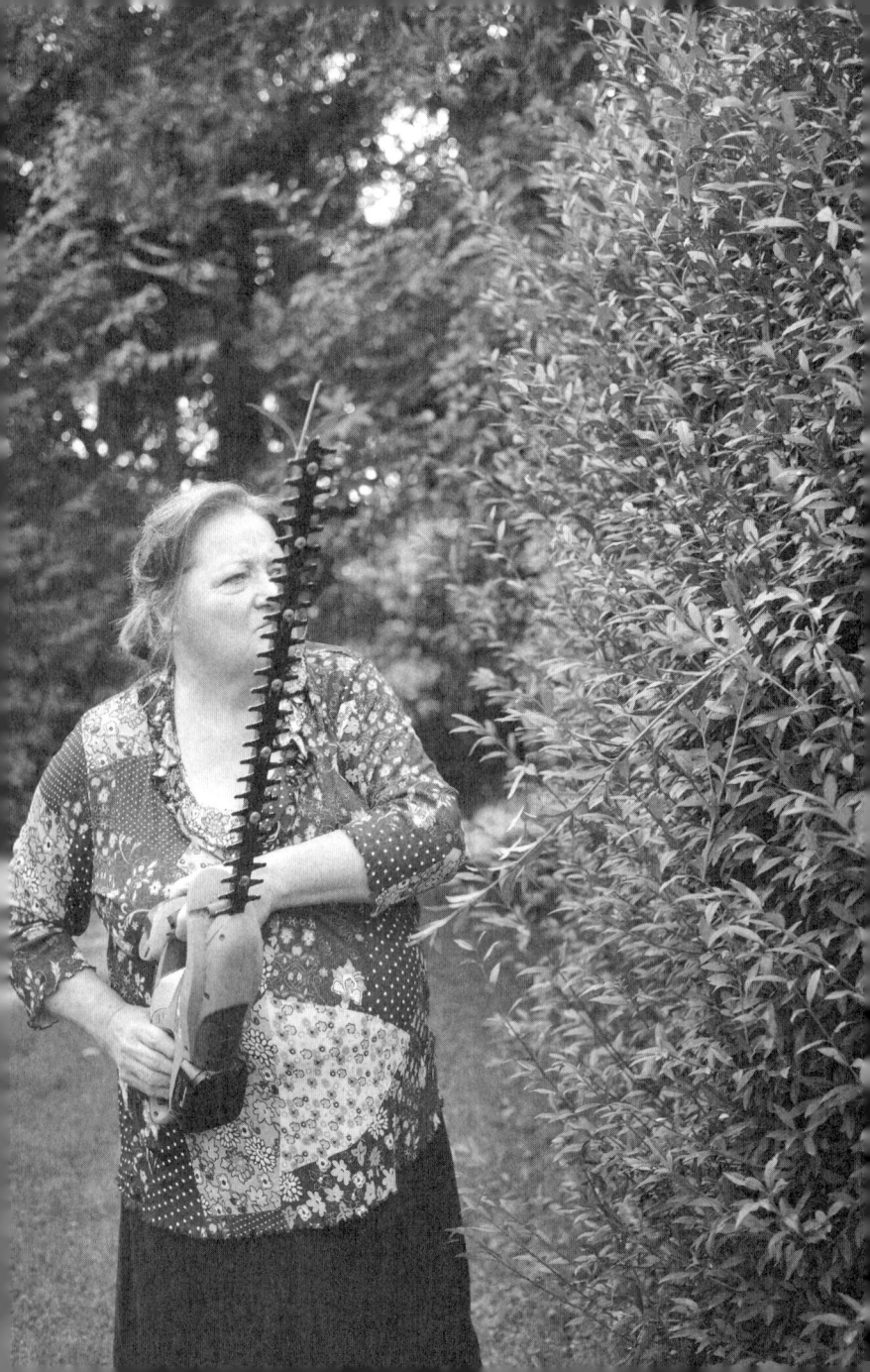

Schöpfung ist die, die sich kraft einer Ursprungs-
bewegung folgt und folgt ohne Ende. Diese Bewegung ist es, die die grenzenlos reiche und fruchtbare
Einheit der organischen Welt ausmacht.

Dieser Ausspruch von Rupert Sheldrake hat sich schon beim
Lesen der ersten Zeilen in mein Herz eingeschlichen. Eines seiner Bücher liegt immer in meiner Nähe, und ich kann mich
nicht sattlesen an den anregenden Gedanken, die mit meinen
eigenen sofort eine starke Verbindung eingingen, meine Innen-
welt erfreuten und auflichteten. Sheldrake beschreibt nachvollziehbar »das Wechselspiel von Zufall und seiner Verflechtung
mit der Notwendigkeit des schöpferisch neu Entstehenden«.

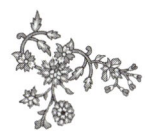

Er eröffnete mir die Sicht auf die wahrscheinliche Existenz
»morphogenetischer Felder«, die der dritten Dimension des
Weltenraumes zugeordnet werden.

Nach seinen Forschungen und jenen seiner Kollegen besitzt jede
Art von Organismus ein eigenes morphogenetisches Feld, dem
ein lebendiges System, also auch ein Menschenkind, seine typi-
sche Organisation und spezifische Aktivität verdankt. Diese
Einzelfelder sieht er wiederum mit allen anderen organischen
Feldern als kosmisches Gesamtfeld verbunden. Das kommt ja

meinem Glauben, der sich auf eine einzelne Beseelung von Pflanzen, Tieren und Menschen stützt, die sich alle im Schoße der großen Weltenseele vereinen, sehr nahe. Dieser Gleichklang beim Lesen ließ meine Seele erschauern. Zu einem seelischen Freuden-Flickflack kam es bei mir, als mich Sheldrake sein neues aufregendes Gedankengut entdecken ließ, das Konzept der »morphischen Resonanz«. Es beinhaltet die Übertragung formativer kausaler Einflüsse durch Raum und Zeit. Unausgegorene Ereignisse aus der Vergangenheit werden plötzlich gegenwärtig und beharren auf einer Einlösung. Liebevolle Begegnungen führen im Hier und Jetzt tröstliche Wendepunkte herbei.

Lassen Sie sich von Sheldrakes freigeistigen Gedanken überraschen. Mehr finden Sie zum Beispiel in seinem Buch *Das schöpferische Universum*.

Panta rhei – alles im Fluss, Samson

Stolz und unbeweglich sitzt Bastet, die ägyptische Katzenköni-
gin, so flüstert man es sich ehrfürchtig zu, am Eingang eines
überdimensionalen Getreidespeichers, der bis an die Decke mit
prallen Säcken gefüllt ist. Ärmlich gekleidete Menschen stehen
zu Hunderten in der Schlange, warten auf die ihnen zugeteilte
Ration. Die Stimmung ist aufgeheizt und droht jeden Moment
zu kippen, denn Bastet nimmt ihren Auftrag, die diesjährige
Ernte zu bewachen, beim Wort. Geheimnisvolle, grüne Augen
und ein sprungbereiter, sehniger Körper von der Größe eines
Panthers, halten die Menschen noch in Schach. »Hunger«, ritzt
ein schmalgesichtiger Junge mit einem kleinen Kieselstein in die
bröckelnde Mauer. »Hunger«, schallt es im Chorus über den ein-
gestaubten, ausladenden Vorplatz.

Unter die Rufenden hat sich auch Mutter Agnes mit ihrer kleinen Marianne auf dem Arm in die fordernde Gruppe eingereiht.
»Ich verlange Getreide für zwei Kinder und eine erwachsene
Person«, ruft sie vehement über die Köpfe der Menschenmasse
hinweg.

»Die Mäuse-Diebesbande sollst du in Schach halten, nicht uns Menschen, wir müssen unsere armen hungrigen Mägen stopfen«, wendet sich nun Marianne tapfer an die ehrfurchtgebietende Kreatur und versucht, indem sie ihr einen duftenden Katzenminze-Strauß anbietet, Bewegung in die königliche Miene der unnahbaren Wachhabenden zu bringen, was auch gelingt. Mit geschlossenen Augen umgurrt Bastet die duftende Minze, während die ausgehungerte Menge die Kornkammern stürmt. Die Füße der Hastenden übertrampeln die kleine Marianne, die zusammengerollt wie ein Igel nach ihrer verloren gegangenen Mutter ruft. Plötzlich löst sich die Katzengöttin fauchend auf und verwandelt sich in eine funkensprühende Feuerfontäne, vor der sich die Menschen ehrerbietig auf den Boden werfen.

»Mama, Mama, ich bin doch hier!« Die Klagelaute eines Kindes vermischen sich mit dem Wasserrauschen einer morgendlichen Dusche, die, von langgezogenen Miautönen unterwandert, verspätet auf verschlafene Knautschzonen herunterregnet. Mit einem kalten Schauer versuche ich nun meinem Körper zu einem rechtmäßigen Tageseinstand zu verhelfen und die Tempelkatze meiner Traumsequenz samt hungriger Meute in die Schranken zu weisen.

Als Vorstand meiner Katzensippe fordert Kater Charly, der Stubenälteste, für sich und seine Artgenossen die rituelle Morgenfütterung ein, die mir heute sehr spätfristig aus dem Ruder gelaufen ist. »Lasse die Fütterung immer im gleichen Zeitturnus stattfinden und beraume am frühen Abend eine Spielstunde ein, um die verrückten fünf Minuten der anstehenden Jagdzeit abzufangen. Die innere biologische Uhr der Miezen wird sich einpegeln, und sie werden es dir durch Ausgeglichenheit danken«, schwingt sich die Stimme meiner Mutter durch den dampfenden Raum.

In deinen letzten Lebenswochen legtest du mir ans Herz, für deinen geliebten Tigerkater Charly, den du in einer Abfalltonne gefunden hattest, nach deinem Ableben Sorge zu tragen. Das hätte gar keiner Worte bedurft. Charly zählt heute schon fast zwanzig Lenze, sein Gehör ist in bester Verfassung, Treppen steigt er elegant wie ein alter Balletttänzer. Weißt du, vor fünf Jahren hat er total relaxed den Chefsessel der Sippe dem imposanten, schwarzen Burma-Kater Samson, meinem erstgeborenen Herzbuben, überlassen. Den würdest du lieben, Mama.

Der Duft frisch gemahlener, brasilianischer Kaffeebohnen, der sich um meine Nase kräuselt, lockt mich in die Küche. Jahrelang war Muttern morgens die Erste am Küchenherd, um das Frühstück anzukurbeln. Der Kaffeeduft drang aufmunternd durch die Türritze meines Zimmers, und schon sprang es sich federleicht aus dem Kuschelbett, um bei einem leckeren Frühstück zusammen den Tag anzugehen. Im Hier und Heute fungiert der musikalische Weckdienst meines Handys. Kaffeemaschine angefeuert, Tierfamilie mit schmackhaftem Futter beglückt, hinaus in den Garten, kehren, schippen, zupfen und schneiden, um die schlaftrunkenen Lungen kostengünstig mit Ozon aufzutanken. Mein sich noch gut in Schuss befindlicher Bizeps und mein guter, alter Spaten haben sich heute schon vor dem Duschritual ein großes Lob verdient, doch diese Honorierung lässt immer noch auf sich warten. Ein schmackhaftes Käseomelette, veredelt mit Minze und Majoran aus den Töpfen meiner Fensterbank, vermengt mit dem bitteren Salz eines versiegten Tränenflusses, vermag heute nicht zu punkten.

»Wenn du am Morgen erwachst, denke darüber nach, was für ein köstlicher Schatz es doch ist zu leben, zu atmen und sich freuen zu können.« Dieser Ausspruch von Marc Aurel vervollkommnet die Tagespräsenz meines Kalenderblatts, bei mir will heute die angepriesene demütige Freude so gar nicht aufkeimen, obwohl die rituellen Dreikönigstage eine besondere Leuchtspur in meinem Lebensfilm hinterlassen haben. In Vertretung meiner Multikulti-Glücksboten Kaspar, Melchior und Balthasar hatte eine bunt kostümierte Kindertruppe der Beschriftung der Haustüre ein aktuelles Standbein verpasst, Truppenabzug erfolgte erst nach Aufstockung der Blechsammelbüchse, jährliche Brotzeitbeigabe wurde beileibe nicht ausgeschlagen.

»Das heutige jahreszeitliche Ende der Raunächte mit Anbetung meiner verehrten keltischen Göttin der Naturkraft und Erdheilung Morgane, die laut Sage den verletzten Tafelritter König Arthur auf einem sicheren Eiland gesundpflegte, werde ich noch

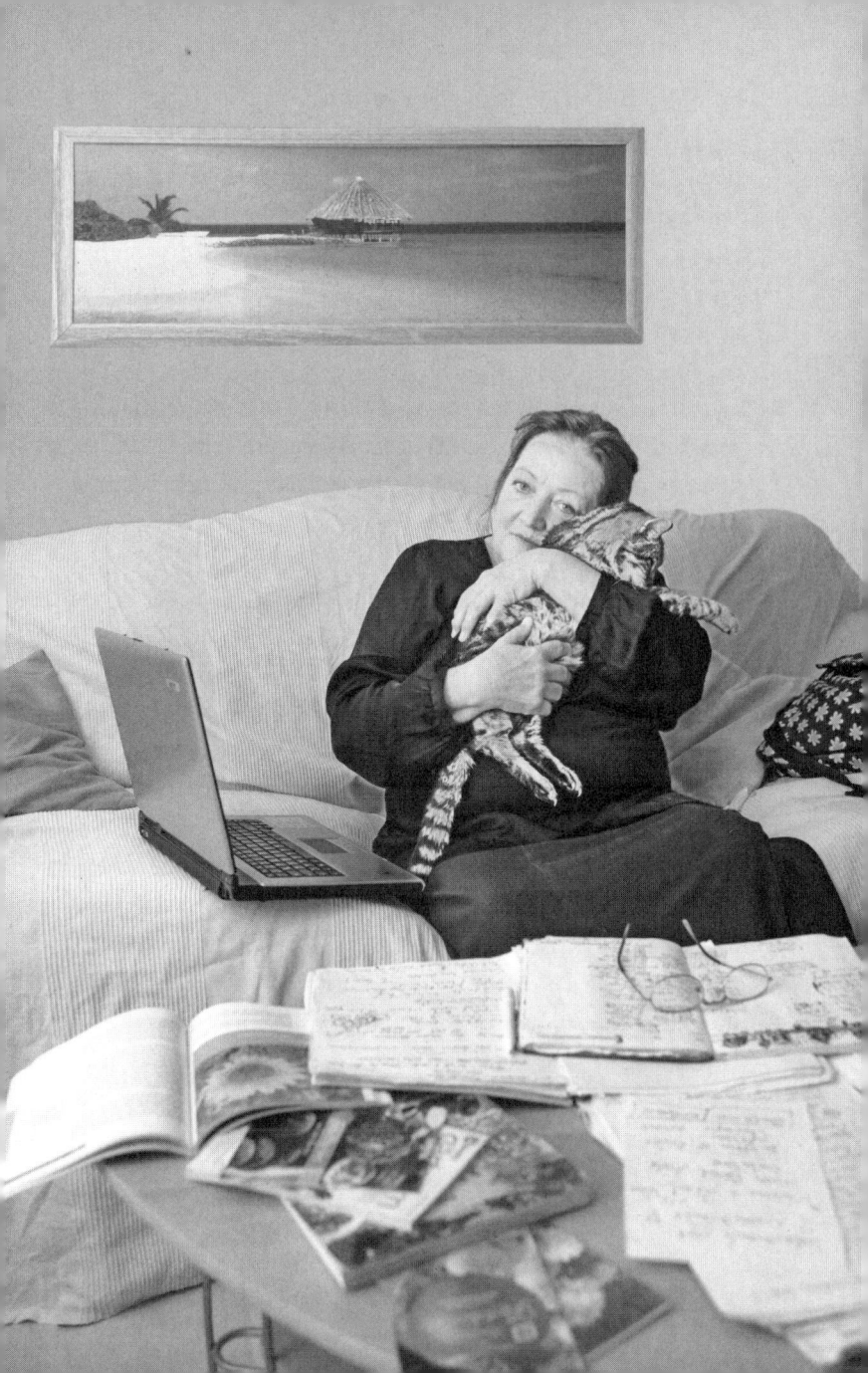

heute Abend mit Publikum und Kollegen zelebrieren. Unser selbst gebrauter Met wird natürlich in die Ehrerbietung mit einbezogen und mir, wie schon so oft, in vernünftiger Dosis, als lindernder Balsam für meine traurige Seele dienen«, resümiere ich, als mich ein kräftiges Läuten an die Haustür ruft.

»Ja, ja, ich komme ja schon, gebt mir noch eine halbe Stunde«, bitte ich. Meine Kostüme sind gepackt, meine Texte und Maskenrequisiten muss ich noch verstauen. Samson, mein großer Katzenfreund, ist schon bereit.

Es ist so weit, mein Liebling, gleich werden wir uns verabschieden müssen für die große Reise. Du bist so einmalig, strahlst so viel Frieden und Liebe aus. Dein braunschwarzes, in der Sonne glänzendes Fell lädt zum Streicheln ein. Samson ist ein ägyptischer Prinz, orakelte unsere Tierärztin und flüsterte dir eine Botschaft in ägyptischer Sprache ins Ohr. Was sie dir wohl übermittelt hat? Erst vor Kurzem hast du mich stundenlang mit deinem Körper gewärmt, mit dem sonoren Gleichklang deines zärtlichen Schnurrens beruhigt und getröstet und so dazu beigetragen, die Krise meiner schweren Lungenentzündung zu überstehen. Dein lichtes Wesen, so sanft, mit tiefer innerer Ruhe und Liebe für uns Zweibeiner und deine Katzensippe ausgestattet, ist spürbar und für mich unverzichtbar. Ein zorniger Ausbruch hat sich, bei Verteidigung deiner Mutter Sina vor einem ihr nachstellenden Ziegenbock, nur einmal in all den Jahren ins Tagebuch geschrieben. Da entwichen beängstigende Töne aus einer geheimen Kammer des ägyptischen Königstales. Deine

Gestalt, deine Fellfarbe, deine Wesensart sind fast eins zu eins identisch mit meinem Kater Mohrle, einem heißgeliebten Freund aus meiner Jugendzeit.

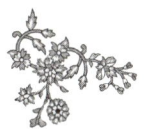

Zwölf Jahre war ich alt, als ich ihn nach tagelanger, verzweifelter Suche regungslos in der Scheune des nachbarlichen Bauernhofs fand. Der Schmerz über den Verlust wollte nie versiegen. Vierzig Jahre später fiel das Licht der Welt auf dich und deine drei Geschwister, in das du dich mutig kopfüber als Erster hineingestürzt hattest. Müde Augenringe wichen einem hellen Strahlenkranz und dein Name, Samson, durchflutete sogleich meine aufgewühlten Gedankengänge, die in Abfolge der weiteren glückhaften Landungen alle Namen deiner Geschwister freigaben: Herkules, der schwarzhaarige, temperamentvolle Zweitgeborene, Berlioz, der Sanfte, mit dem edlem Silberfell eurer Mutter und weißen Stulpenstiefeln gesegnet, und Kiara, die zierliche, aber kecke schwarze Prinzessin aus dem Burma-Land, die uns nach Stunden als Überraschungsgast beschert wurde. Als Geburtshelferin war ich kaum vonnöten, deine wunderschöne Mamma löste ihre Aufgaben instinktiv mit Bravour. Meine ermunternden Worte und zärtlichen Massagen waren mehr als willkommen. Sina Sägebrecht, female, 3 Jahre, Katze, russisch-blau, so stand es bei unserer Rückreise von Colmar im Elsass nach München in ihrem Passport. Dreharbeiten hatte ich glücklich beendet, meine heimatlose, begabte Partnerin Sina unter meine Fittiche genommen und war nichts ahnend mit euch vier blinden Passagieren in Sinas schützendem Bauchraum gut zu Hause angekommen.

»Was ist'n das?«, zeigte meine Schwester nach zwei Monaten vorwurfsvoll auf den prallen Bauch deiner Mutter, die seit unserer Ankunft von Kater Charly und Kätzin Susi herzlich willkommen geheißen wurde.

»Ich bin ja nicht blind, das ist ein Geschenk des Himmels, auf das ich mit einer unbändigen Freude warte«, machte ich sie sprachlos. Mein geliebter Samson, du sollst wissen, dass der große, edle Burma-Kater des Tierarztes für eure Vaterschaft zuständig ist. Der Arzt hatte eure heimatlose Mutter für die Dreharbeiten vermittelt und mir nach Beendigung zur weiteren Fürsorge anvertraut. Alimente wurden von mir nicht angemeldet, das ist ja Ehrensache. »Burma-Katzen sind Schnurrmaschinen, haben ein Fell wie Samt und Seide und ein Wesen wie Gold und Honig«, bemerkte mein Tierarzt begeistert, als er euch mit den Erkennungschips ausstattete. Wie recht er doch hatte, mein großer Freund.

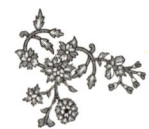

Nach drei Jahren wurde Katzenmama Sina in den Katzenhimmel gerufen. Zwölf Jahre haben du und deine Geschwister nun mit mir, Seite an Seite, Wange an Wange, Seele an Herz, Herz an Seele, Trost, Liebe und Freude pur miteinander erfahren. Dein Fell fühlt sich beim Streicheln, das ich nie mehr aufhören möchte, so weich an. Es klingelt Sturm, hörst du es, mein lieber Sami? Die Zeit hat kein Nachsehen mit uns, jetzt müssen wir uns auf den Weg machen.

»Deine Katzengeschwister haben sich schon von dir verabschiedet, deine Mutter Sina hat deine Seele bestimmt schon gestern Abend in Empfang genommen. Bei deinem friedvollen Heimgang, den die Tierärztin eingeleitet hatte, lagst du in meinen Armen, aus denen ich dich jetzt lassen muss. Gute Reise, mein treuer Freund, meine Liebe zu dir wird unendlich sein. Meine Seele wird sich vor Ehrfurcht vor dem Schöpfer weiten, wenn ich mich an deine Schönheit und Einmaligkeit erinnern werde«, verabschiede ich mich, hinter mir ein dominantes Hupkonzert, tränenüberströmt in meinem Garten an Samsons frischem Grab, das mit weißen Winterrosen bedeckt ist.

Das Hupkonzert erklimmt eine Allegrostufe: »Wir müssen abfahren, Marianne, um siebzehn Uhr ist die Theaterprobe angesagt«, mischt sich die melancholische Stimme eines Freundes zwischen die Huptöne.

Die Tränen sind überschminkt, die Passion für meine Berufung hat die Traurigkeit in meinem Herzen um eine Rückstellung gebeten. Über neunhundert Besucher warten auf uns, auf meine Geschichten, auf exzellente Musiker und auf junge, stimmbegabte Sänger aus der ganzen Welt, um auch heute Abend wieder, mit dem Elixier der Freude und der rückhaltlosen Liebe zueinander, eine einmalige Seelenverschmelzung im Fluss des Lebens erleben zu dürfen.

»Panta rhei, Samson«, schicke ich vor Beginn schnell noch einen letzten Gruß zum Plafond des Prinzregententheaters hinauf.

Sauer macht frustig, nicht lustig

Und jetzt, liebe Leser, bevor ich Sie in die Spiralgänge eines meiner Lieblingsthemen entführe – »die Übersäuerung des Organismus und die daraus resultierenden belastenden und bedrohlichen Folgeerscheinungen für die Menschen und die sie umsäumende, ernährende Natur« –, darf ich Sie zuerst an einer bezeichnenden Begebenheit teilhaben lassen.

Vor einiger Zeit erreichte mich ein schmerzerfüllter Anruf einer Freundin, ehemals Schauspielerin, heute Ökobäuerin und Kräuterpädagogin, aus Leipzig. Hier lebt sie seit ein paar Jahren in einem kleinen Bauernhaus, in außergewöhnlicher Lebensgemeinschaft mit Hausschwein, Katzenpärchen, Laufentensippe, Merinoschafen, Pferdesenior und ihrem Lebenspartner, einem Berner Sennenhund der Extraklasse, liest auch Karten und sagt wahr. Ein Kräutergarten beherbergt Rosmarin, Thymian und Salbei, die einen erhöhten Yoga-Thron umsäumen, denn meine Freundin lebt ritualisierten Buddhismus.

Mein Rat, zum Beispiel auch meinem Hausfreund, dem verehrten Spitzwegerich-Gesellen, der unter anderem bei Wespenstichen unschätzbare Dienste leistet, ein Plätzchen anzubieten, ging wie so oft ins Leere. Mein Vorschlag, morgens vor dem Frühstück aufgekochtes Wasser mit Zitronensaft und Ingwer zu sich zu nehmen, um mit den dadurch entstehenden linksdrehenden Molekülen auch die Moleküle der Körperflüssigkeit in Schwung zu bringen, wurde wieder mal ordentlich verlacht. Und mein aktuelles, glühendes Anliegen, mit einer kleinen Dosis Kaisernatron nach dem Essen und einem wöchentlichen Entsäuerungsbad mit Natron und Magnesium die Lebensqualität und den gesundheitlichen Zustand zu verbessern, stieß ebenfalls auf taube Ohren.

»Leben ist Leiden, meine Liebe, davon müssen wir uns losmachen«, predigte sie mir auch dieses Mal. »Solange du noch diese unbändige Lust zu kommunizieren und zu gestalten in dir hast, von deinem Mitteilungsbedürfnis ganz zu schweigen, bist du noch lange nicht auf dem achtfachen Pfad zur großen Erleuchtung Samsara. Geh in dich, mach Ayurveda. Drei Darmeinläufe die Woche sind das Mindeste. Reinigung, alles muss gereinigt werden, vor allem der schmutzige Darm«, insistierte sie auch an diesem Tag, wie so oft.

»Mein Gott, mein Gott, durch das Zuviel an Einläufen wird doch die Darmflora zerstört. Das Bakterien-Bataillon hat doch immense Aufgaben im Darmkanal zu erledigen«, gab ich zu bedenken. »Mein morgendlich aufsprudelndes Wasser hat ja auch mit ayurvedischen Gesetzen zu tun. Das kochende Wasser überträgt die dadurch entstehende Kreisdrehung der Moleküle langsam, aber sicher auf den großen Blutkreislauf, die Salizylsäure der beigefügten Zitrone neutralisiert dazu den Säurehaushalt, und eine Wandlung zum alkalischen Milieu tritt ein«, versuchte ich meine Freundin schon bei unserem letzten Treffen vor einem Jahr zu überzeugen.

Sie blieb unerreichbar für mein Ansinnen. »Zitrone ist sauer, macht sauer, das hat mich meine Ausbildung zur Kräuterpädagogin gelehrt, erzähl mir nichts. Du regst mich immer wieder auf mit deiner Ganzheitlichkeit. Ich muss mich jetzt meditativ in das rechte Denken meines Meisters Buddha versenken, damit ich mental deine linksdrehenden Moleküle loswerde, mach's gut, du selbst ernannte Heilerin.« Sprach's, sprang auf, und weg war sie. Doch vor ein paar Tagen am Telefon hatte mein Bienchen, wie ich sie immer zärtlich nannte, ein echtes Problem, und das ausgebildete Stimmchen klang heute zaghaft. Der Meniskus war bei der Gartenarbeit rotzfrech aus ihrem Knie heraus-, o Schmerz lass nach, dann unentschlossen wieder zurückgesprungen. »Mein armes Knie ist dick angeschwollen, es tut so was von weh«, jammerte meine alte Weggefährtin, von kurzen Klagelauten unterbrochen.

Jetzt hieß es meinen ganzen Mut in die Waagschale werfen.

»Zelebrierst du immer noch deine einseitige Eiweißdiät, um weiter abzunehmen?«, brachte ich tapfer aufs Tablett. »Weißt du, bei längerer einseitiger Anwendung, du sprichst ja schon seit einem Jahr davon, wird während dieser Diät im Organismus das ganze Milieu sauer und kippt ohne Zusatz von Kohlehydraten in faulige Gefilde«, pirschte ich mich nach vorne.

Überraschenderweise hatten meine sorgenvollen Darlegungen heute freie Bahn, und Bienchen signalisierte mir zum ersten Mal ihr Vertrauen. Aus einer alten Hutschachtel kramte sie, den Telefonhörer zwischen Hals und Ohr geklemmt, seit Jahren verschmähtes Lackmuspapier und tauchte dieses widerwillig in ihren Morgenurin.

»Igittigitt«, drang es durchs Telefon. Wie von mir bereits erahnt, war die Säurestufe sehr hoch. Ein Normalwert wäre bei 7,0–7,5 im basischen Bereich, zurzeit säuerte meine Freundin bei etwa 2,5 vor sich hin.

SOS, jetzt ging's ans Eingemachte. »Das sind bestimmt Harnsäurekristalle, die sich frech in deinem Kniegelenk und in der Meniskuszone breitgemacht haben«, sagte ich spontan. Nach Einverleibung von einem Liter heißem Zitronenwasser, aus dem Saft von zwei Zitronen ohne Zuckerzusatz hergestellt und in kleinen Schlucken getrunken, könnten sich diese Kristalle langsam auflösen, wenn meine Ahnung stimmen würde, schoss es

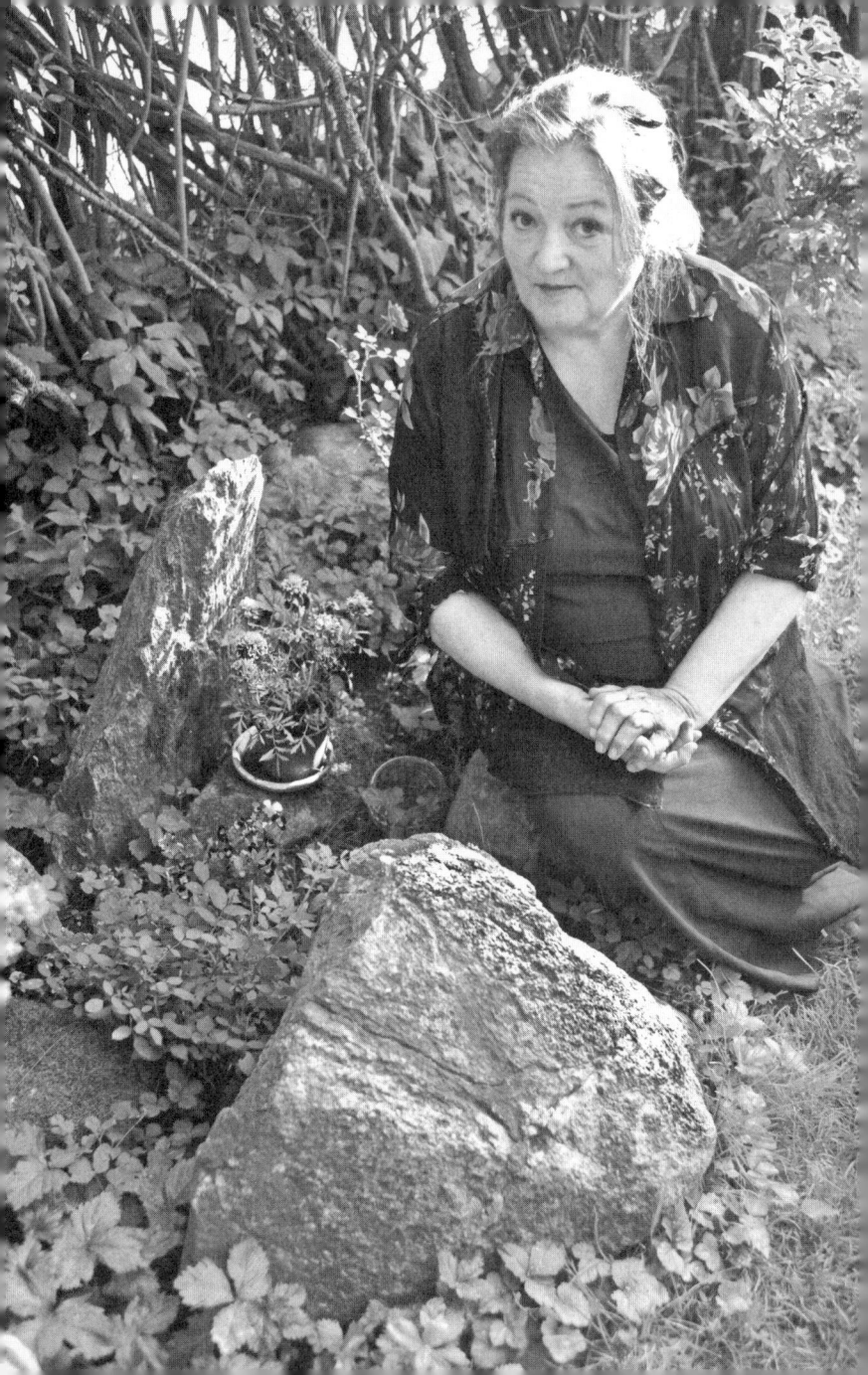

mir durch den Kopf. Bienchen trank und: »Bingo«, Diagnose getroffen.

Schon ein paar Stunden später legte meine Freundin einen imposanten Yoga-Kreuzsitz zur Meditation aufs Parkett, wie sie mir freudig übermittelte. Auch mein angepriesenes Natron-Magnesium-Bad, in der Apotheke rasant zusammengebraut, zeigte Wirkung. Bereits am nächsten Tag fiel, nach telefonischem Rapport, ihre Garten- und Stallarbeit nicht mehr ins Gewicht. Mein Rezept für einen basischen Trunk – Kartoffeln, ungeschält, Möhren, Lauch, Sellerie, Brennnesseln und Petersilie, in größerer Menge abgekocht, abgeseiht, in eine Thermoskanne gefüllt – und über den Tag verteilt zu sich zu nehmen, wurde freudig begrüßt. Vom Hausarzt verordnetes Cortison, im Gefolge einer streitbaren Antibiotika-Gang, wurde wieder zurückgepfiffen. Der diagnostizierte Bluterguss war keiner, das geplante Absaugen durch den behandelnden Arzt erledigte sich, denn nach einer CT-Untersuchung stellte sich die Schwellung als eine vom Körper bereitgestellte Flüssigkeit heraus, die am Knie der Freundin, gelenkschmierunterstützend, zusammengezogen worden war – wie ich das ja schon vorlaut anzumerken gewagt hatte. Dass auch das stimmte, erfüllte mich mit stillem Glück.

»Hab Dank für dein Vertrauen, Bienchen. Sobald ich den Schreibfluss für mein aktuelles Buch beendet habe, werde ich mit Siebenmeilenstiefeln zu dir und zu deinen Tieren eilen«, machte sich diese Nachricht heute auf »Buddhas rechten Weg« nach Leipzig.

Intensive, lehrreiche Jahre, die ich mit meinem unvergesslichen Mentor, einem Ganzheitsmediziner, Philosophen und Menschenfreund, genießen durfte, brachten das Thema »heilbringende Entsäuerung« erst theoretisch, dann praktisch erprobt, in meinen Erfahrungskatalog ein. Übersäuerung und die daraus resultierende Gefährdung der Gesundheit seiner Patienten war eines der Lieblingsthemen des leidenschaftlichen Mediziners. Seine speziellen Naturheilverfahren und Erkenntnisse aus der Akut- und Seelenmedizin führten über Jahrzehnte zu seiner unglaublichen Popularität.

Im Laufe der letzten vierzig Jahre bin ich, ausgestattet mit dem Erfahrungsschatz meiner Lehr- und Wanderjahre, durch die positiven Resultate aus eigenen Anwendungen zu einer glühenden Verehrerin der konstanten Entsäuerung, und das in wöchentlichem Turnus, auf den Spuren meines lebensklugen Ausbilders, geworden.

Meine Familienmitglieder, gute Freunde und Apotheker in ganz Deutschland haben sich mittlerweile, begeistert über die frappierenden Ergebnisse einer Entsäuerung durch Natriumbicarbonat, bei gleichzeitiger Beigabe von Magnesiumsulfat zur Stärkung angeschlagener Zellkerne, einem immer größer werdenden Fankreis angeschlossen. Dieses Bad ist segensreich bei Grippeerkrankungen, die von einem Virus oder Retrovirus ausgelöst werden. Grippeviren lieben es, sich in saurem Milieu zu tummeln, und hauchen dafür in einem basischen Urgrund ihr zuckendes Etwas aus.

Um die Volksgesundheit zu erhalten, müsste sich der Stoffwechsel des zivilisierten Menschen mehr und mehr in eine basische Richtung, sprich Ernährung und ausgewogene Lebenshaltung bewegen.

»Im Körper braucht es einen Gleichklang zwischen säurebildenden Substanzen wie Chlor, Schwefel und Phosphor und den basenbildenden natürlichen Mineralstoffen wie z. B. Natrium, Kalzium, Kalium und Magnesium«, höre ich die Stimme meines medizinischen Meisters noch oft durch den Raum schweben. Mit Mineralien, seinem Heiligtum, setzte man sich in den Sechzigerjahren in der Medizin kaum auseinander, mein Dottore hatte in Studien im Ausland, vor allem in China, die geheimnisvolle Einwirkung der Mineralien auf die Vorgänge im Stoffwechsel entdeckt und später in eigenen Abhandlungen publik gemacht. In China hatte er die Geheimnisse der alten chinesischen Medizin aufgestöbert, sich die Technik der Akupunktur angeeignet. Die Auflichtung von Störfeldern, durch Impulsgebung an die Meridiane des Körpers in der Akupunktur oder Akupressur, empfahl er als vorrangige Behandlung, um das gesamte Energiefeld des Körpers aufzuladen und so die Organe und Nervenbahnen mit kosmischem Strom zu füttern, was wiederum den Blutkreislauf ankurbelt.

Vor seiner Praxiseröffnung in München in den Sechzigerjahren hatte er sich auch mit philosophischen Erkenntnissen und Techniken der ayurvedischen Medizin in Indien vertraut gemacht.

Danach konzentrierte er sich auf die konstante Übersäuerung, Azidose genannt, des menschlichen Organismus und die daraus resultierenden krankmachenden Folgen für das Immun- und Kreislaufsystem, den Muskelapparat und Gewebeschädigungen wie z. B. bei Krebserkrankungen.

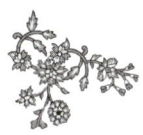

Gerät das Säuren-Basen-Gleichgewicht aus der Bahn, indem die Säure anteilmäßig die Vorherrschaft übernimmt, werden die Zellen des Menschen bedroht, da die Möglichkeit der Sauerstoffaufnahme empfindlich gestört wird. Bei sehr hoher Konzentration steht der Saure Tod, der sich dabei gerne von einem Herzinfarkt oder Gehirnschlag vertreten lässt, ehe man sich versieht, vor der Türe. Damit diese akute Bedrohung gemildert wird, verfügt der Körper anfangs über Mechanismen, die basischen Vorräte im Körper zu mobilisieren und in die Blutbahn auszuschütten. Handelt es sich um eine langfristige Schädigung des übersäuerten Gewebes, wird die Sache kritisch, denn zu viele Schlacken aus nicht abtransportierten, toten Zellen, Harnsäure-Resten, Kalkablagerungen, Medikamentenresten, Fettsäuren, Phosphorsäuren und Umweltgiften jeglicher Couleur häufen sich an. Die Übersäuerung des Organismus entsteht neben Nikotin- und Alkoholmissbrauch und permanenten Stress durch eine konstante Überdosis von tierischem Eiweiß.

Eiweiß als Baustein des Körpers wird in Kindheits- und Jugendzeit und während einer Schwangerschaft in größeren Mengen gebraucht, in späteren Jahren sollte man höchstens hochqualitative Eiweißanteile, aufgeladen mit essenziellen Aminosäuren zu sich nehmen. Es kann z. B. mit qualitativ gutem, frischem Fisch oder gut gelagertem Hartkäse abgedeckt werden. Fleischgenuss empfiehlt sich zweimal die Woche, die Qualität sollte exzellent sein. Fakt ist, Eiweiß, allein auf weiter Flur, mutiert zu Säure und ohne Beigabe von basischen Anteilen, wie z. B. Kohlrabi, Spinat, Kartoffeln und Salat, sagen sich Gärung und Fäulnis im Körper in Kürze gute Nacht.

In den Wechseljahren sammeln sich besonders viele Schlacken in den Zellen an, vor allem auch Giftstoffe, die durch den Wegfall der monatlichen Blutungen noch im Körper verbleiben. Bei diesem Manko empfiehlt sich die rückhaltlose Hingabe an die Hitzewellen, die sich beim Verlassen von gasförmiger Säure aus dem Körper bilden, kombiniert mit einer natürlichen Entsäuerung mit Hilfe von Natron.

»Mein Gott, bin ich heute wieder sauer«, stöhnt es da millionenfach zum Firmament, von einer Abfolge heftigstem Donnergetöse aus Hunderttausenden Familienkrächen gespeist, mit Zehntausenden sauren Mienen aufbereitet, während der barocke Körper einer Weltenbürgerin, das bin ich, mit voller Hingabe im warmen, wohligen Nass eines entsäuernden Natron-Magnesium-Bades schwelgt. Ein Gläschen von feinstem, trockenem Prosecco speziale, mit einem Schwapp selbst gebrautem Holunderblüten-Sirup veredelt, wartet gleich zum »Tête à Juchee« auf mich. Ist ja wieder etwas säuerlich, aber nur auf ein Glas begrenzt. Dann trinke ich's am besten noch in der Wanne, damit's gleich umgewandelt wird.

Einmal von Yin nach Yang bitte, Herr Schaffner. Ach ja, jetzt hätte ich's vor lauter Wohlgefühl fast vergessen. Meinen Schaffner hab ich ja vor dreißig Jahren abgeschafft, jetzt schaff ich es halt alleine. Den letzten Schluck Sekt eliminiert, und allez hopp, raus aus der Wanne, rein in das wartende Kuschelbett. Stopp! Vorher wird noch schnell ein Schlafanzug übergestreift, denn während der Schlafenszeit geht's jetzt ans Schwitzen. Das über die Haut in die Blutbahn eingestiegene Natron macht brav seine Hausaufgaben, das Blut über Nacht in Kohlensäure und Wasser umzuwandeln und durch die Atmung dem Rachen der Welt wieder zurückzugeben. Am nächsten Morgen die Fenster weit öffnen, damit die stickige Luft abziehen und der wartende Sauerstoff die vielen freien Plätze im auferstandenen Körper kostenfrei besetzen kann.

Hildegard von Bingen lehrt:
»Säure steht für Wut, Trauer, Radau und dient der Farbe Rot –
Base steht für Frieden, Freude, Liebe und dient der Farbe Blau.«

Der Prediger Salomon sagt:
»Alles hat seine Zeit.«

Ernst Jünger meint:
»Jeder Mensch hat seine guten Seiten,
man muss nur die schlechten umblättern.«

Marianne findet:
»Auf eine wechselhafte Beständigkeit,
Gute Nacht und schönen neuen Tag!«

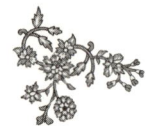

die zeit
die zeit läuft mir davon
sie schleift mich hinter sich her
wie gerne würde ich sie einmal überholen
ihr auf- und davonlaufen
oder noch besser
mit ihr eins sein

Josef Brustmann

Wieder so ein Deva-vu

»Das Leben kann lebendig sein, man muss einfach sein eigenes führen.« Das hatte mir ein Lieblingslehrer der Grundschule in meinem Poesiealbum hinterlassen.

Eingebettet in den dramatischen Ablauf einer schweren Bronchitis, garniert mit halbstündig anfallenden Hustenattacken, kann ich mich zurzeit über mangelnde Lebendigkeit weiß Gott nicht beschweren, taumelt es durch meinen fiebrigen Kopf, während mein linker Arm bleiern einen schweren Malerpinsel zu schwingen versucht, was auch gelingt. Wie gestern Nacht in einem fiebrigen Traum erlebt, breitet sich ein sattes Russischgrün rhythmisch auf meinem alten Gartentor aus. Durstig saugt das teilweise abgesplitterte Holz, der klirrenden Kälte zum Trotz, die spendierte Farbe auf, als ein heftiger Hustenanfall meiner dubiosen Streicharie jählings ein Ende bereitet.

Die Erreger der hartnäckigen Bronchitis hatten tagelang weder den eingenommenen Thymianextrakten, den selbstbewussten Mixturen aus Honig, geschabtem Meerrettich und Zitronensaft noch den ausgiebigen Kamilleinhalationen Respekt gezollt. Eine am Horizont aufziehende Lungenentzündung, von einem kreisrunden Schmerzfeld am Lungenflügel assistiert, wurde von den selbstherrlichen Eindringlingen mit schadenfroher Attitüde begrüßt. Ein boshafter Lachkanon tönt durch pfeifende Bronchiengänge, während sich dieser schrecklich bohrende Schmerz am rechten oberen Lungenflügel sein Hauptquartier einzurichten gedenkt.

»Schwitzige Wechseljahre-Kandidatinnen zur Sprühung in die Sonderkabine nach rechts«, höre ich eine kalte Frauenstimme aus meiner letzten Traumnacht. Und ich streiche und versuche, diese Stimme im grünen Farbtopf zu versenken, als sich, ausgelöst durch die chemischen Farbdämpfe, ein letzter Hustenanfall Bahn bricht und dem schmerzerfüllten Lungenflügel die Fluggenehmigung entzieht. Dieser Moment des Nicht-atmen-Könnens brennt sich für immer in meine Vita ein.

Magnesium!, jagt es durch meinen Kopf, und ich werde, bereits auf den Boden gesunken, in meiner Manteltasche fündig. Ein kräftiger Anteil des Beutels mit dem rettenden Pulver landet voll auf meiner Zunge, und nach einem kurzen Moment, der mir endlos erscheint, beginnt der lädierte Lungenflügel mit einem neuerlichen Hustenanfall nacheinander fünf eingekapselte Luftblasen freizugeben, die sich sogleich mit der Äther-Welt vereinigen, nicht ohne die Umgebung in eine stinkende Aerosol-Duftfahne zu tauchen. Der brennende Schmerz in der Lunge hat sich zusammen mit den fünf Luftikussen aus dem Staub gemacht. Plötzlich bin ich komplett schmerzfrei, wie nach der Geburt meiner Tochter, wenn das einsäumende hohe Fieber nicht wäre. Zitternd vor Kälte krieche ich auf allen vieren ins warme Haus zurück, nur von einem Wunsch beseelt: mich in meine schützende, mütterliche Landcouch einzugraben und tröstenden Schlaf zu finden.

O Gott, gerade stelle ich mir die ungläubigen Augen meiner Tochter vor, die mich aus der Vogelperspektive betrachten, da taucht das pfiffige Antlitz einer Ortsanwohnerin hinter dem Gartentor auf. Ein Kinn, das schon grüne Farbe sammelt, parkt auf einer Holzlatte, ein Blatt der Regenbogenpresse winkt schnippisch über den Zaun. »So, Frau Sägebrecht, jetzt haben Sie den Salat auf Ihre alten Tage, Sie leben nur noch von Ihrer mickrigen Rente, da steht's drin, schwarz auf weiß! Und keine Arbeit mehr in Sichtweite, Sie Arme, Sie. Des haben S' jetzt davon, weil Sie alles verteilen und verschenken, wissen S', was ich das letzte Mal in da Kirche zu unserer Chorleiterin g'sagt hab: So wia de Frau Sägebrecht ois verteilt und in ihr'm Leb'n verteilt hod, des ist ja schon eine Vorform der Liederlichkeit. Ja, des hob i g'sagt, wos g'sagt werd'n muass, muass g'sagt werd'n. Des hob i auch zu unserm Herrn Pfarrer g'sagt, wia i eahm de Zeitung mit Eahna drin zoagt hob. Hätt de Frau Sägebrecht ned ois verteilt, dann hätt's jetzt auch so a klein's Häuserl wia mia und koane sol-

chen Sorg'n, so ein Dilemma«, ereifert sie sich über den Garten-
zaun, an den ich mich während ihrer Worttirade wieder zurück-
gekämpft habe, um mich in eine ökologisch sanfte Verteidi-
gungsposition zu manövrieren.

»Gnädige Frau, der Paparazzo hat da, obwohl ich ein ehrliches
Gespräch mit ihm geführt habe, für die Zeitung das meiste an
den Haaren herbeigezogen. Das ist nach fünfunddreißig Jahren
neu für mich. Ich hab mein Auskommen, schreibe Bücher, gebe
Lesungen, erfülle einmal jährlich Dreharbeiten, aber nur wenn
das Drehbuch von mir auf Herz und Niere geprüft ist«, vertei-
dige ich vor der impertinenten Hinterfragerin, garniert von
einer neuerlichen Hustenattacke, meine existenzielle Grund-
lage.

»Aber nur wenn Sie übahaupt no ein Angebot kriagn dat'n! Man
sogt am Stammtisch, Sie warn scho fui z'oid füa so wos«, kontert
die Gnädige spitzfindig, was ich gelinde überhuste. »Schauen
Sie, ich bin zufrieden mit meinem Leben, gerade so, wie es ist.
Wissen Sie, was meine Mutter immer zu den Leuten in unserem
Dorf gesagt hat? ›Wenn der Marianne ihr Hintern nicht ange-
wachsen wäre, würde sie den auch noch verschenken.‹ Und ich
habe als Kind immer geantwortet: ›Was man auf der Herzseite
hergibt, Mama, kommt auf der Leberseite bald wieder zurück.‹«
Das lege ich dem runden Hintern meiner Informantin ans Herz,
der sich gerade in Richtung Dorfmitte aus dem gefrorenen Staub
macht.

»Das Teilen mit dem Nächsten ist ein urchristliches Prinzip, damit bin ich schon als Indigo-Kind auf diese Welt hergeschickt worden, und Sie, Frau Kreuzpaintner, Sie gehen ja mit den Nachbarinnen so gerne in die Sonntagsmesse, und Sie teilen auch gerne, Sie teilen ja so gerne mit. Ihr seid die bekennenden Christen vor Ort, ich bin eine praktizierende, damit stimmt's schon wieder, das Weltengefüge«, schicke ich ihr meine Nachricht gedanklich ins Dorf hinterher. Hüstelnd und fiebrig, aber schmerzfrei, gelingt es mir völlig erschöpft, assistiert von einer kuscheligen Mohairdecke, in das Äther-Reich meiner Devas-Naturengel hinüberzugleiten.

Mein charismatischer Großvater, Gärtner und Schamane, projizierte diese Himmelswesen schon früh in mein Weltenbild. »Devas sind Angestellte der Engelsscharen, die das Lichtfeld der Natur, das man Aura nennt, nach dem vollkommenen Plan des Göttlichen speisen und aufbauen. Du musst dir vorstellen, in einem Samen ist schon der Bauplan für die ganze Pflanze angelegt, so ist im Äther, den wir mit dem Auge nicht sehen können, der Plan für eine Lebensform, die sich auf Erden befindet, mitsamt ihren kosmischen Kräften angelegt, genauso wie bei uns Menschen. Was haben unsere wunderbaren Devas noch für Aufgaben, weißt du es noch?«, fragte Großvater Franz-Xaver seine 15-jährige Enkelin, die ihre jährlichen großen Schulferien wieder im geliebten Kreis seiner Familie mit Oma, Onkel, Tante, Cousins und Cousine verbringen durfte.

»Sie fangen den Himmelslichtstrom ein, leiten ihn zu den Blumen, Bäumen und Pflanzen, verankern ihn mit dem Boden,

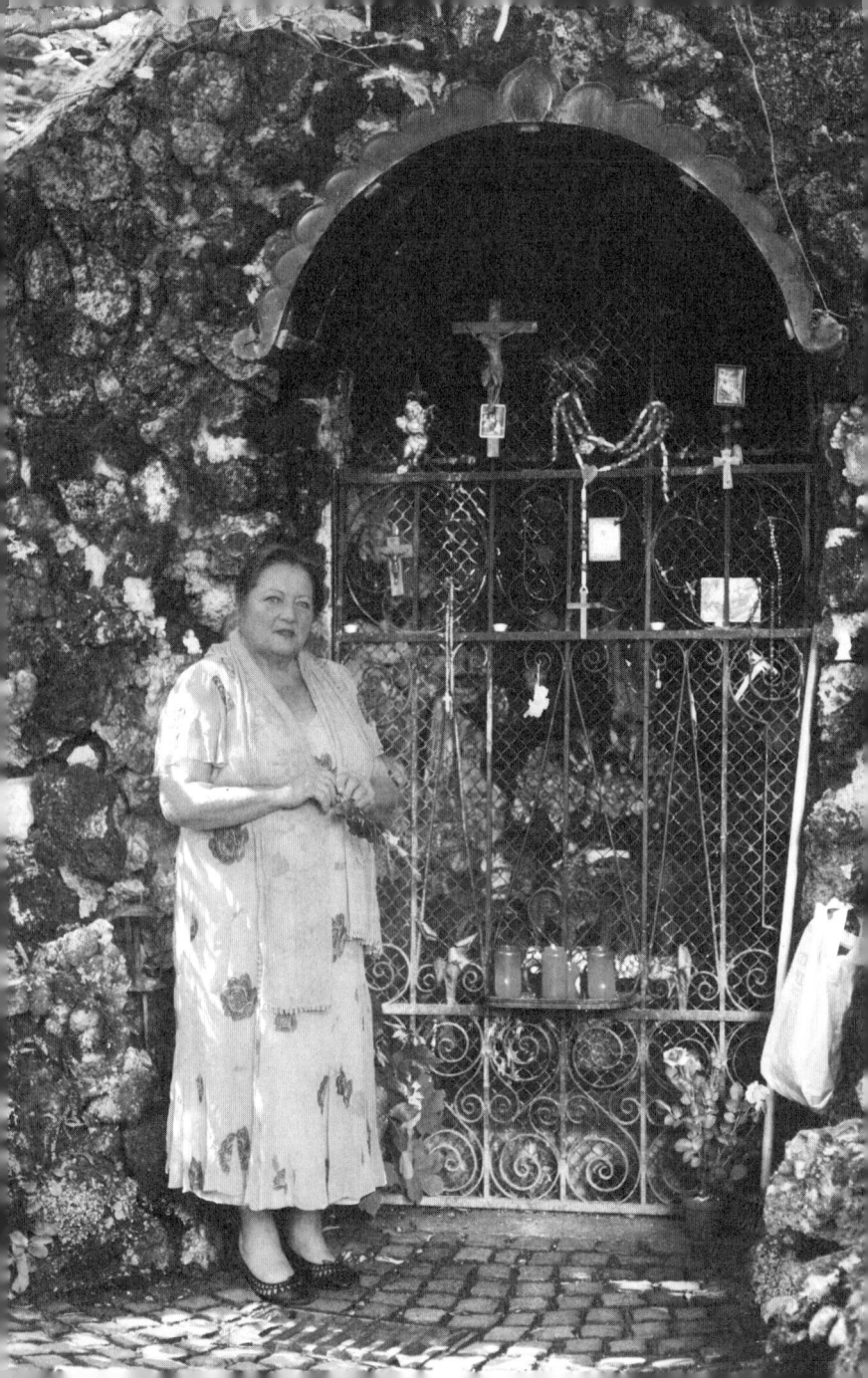

hegen und pflegen ihn. An ihren Arbeitsplätzen müssen alle Vorgänge, die sich dort ereignen, aufgezeichnet werden. Das ist das ›Gedächtnis der Natur‹. Das muss immer wieder gelesen werden, denn es will und muss Geschichten der Vergangenheit zu einem erlösten Ende bringen«, antwortete ich nun, vor versammelter Familie, mit glühenden Wangen.

»Weißt du, Marianne, unsere Devas sind immer bemüht, den Menschen zu helfen und ihnen die Harmonie und Reinheit zurückzubringen, nach denen sie sich tief in ihrem Inneren alle sehnen«, lehrte er mich, neben einer Fülle von raren Erkenntnisschätzen über die Jahre und stieß damit bei mir immer auf offene, neugierige Ohren.

Am nächsten Morgen plagten mich Husten und Fieber gnadenlos weiter. Nach zwanzigjähriger Auszeit, geborgen in einem erfolgreichen Selbstheilungsprozedere, hatte ich mich nun doch entschlossen, einen Facharzt aufzusuchen, um medizinische Hilfe in Anspruch zu nehmen. Vertrauensvoll erzählte ich ihm von meiner Deva-Lichtgestalt, die mich in einem Fiebertraum zu einem grünen Tor geführt hatte, durch das ich schreiten sollte, um Heilung und Versöhnung zu erfahren. Ich beschrieb die Traumsequenz, in der ich wie in Trance die Farbe fand und das Tor anstrich, und endete mit dem brachialen Hustenanfall.

»Tja, Gottes Wege sind geheimnisvoll«, antwortete er mitfühlend, »durch Ihre scheinbar unsinnige Handlung haben Sie sicher Ihrer Lunge eine Embolie mit riskantem Ausgang erspart, was für ein Zufall«, resümierte er kopfschüttelnd.

»Ich glaube, es gibt keinen Zufall, Herr Doktor, nur einen Vorfall, der es auf etwas abgesehen hat«, verabschiedete ich mich und erreichte, in die lichtvolle, fiebrige Schutzwolke meines zugeteilten Deva-Engels eingetaucht, nach scheinbar endlosen Minuten den anvisierten Taxistand.

Herr Doktor hatte vor lauter Irritation eine notwendige Medikation nicht mehr in Betracht gezogen, meine Person erging sich in altgedienten Selbstheilungsritualen und fand alsbald die angestammte Mitte wieder.

Wie an dem Tag, der dich der Welt verliehen,
Die Sonne stand zum Gruße der Planeten,
Bist alsbald und fort und fort gediehen
Nach dem Gesetz, wonach du angetreten.
So musst du sein, du kannst dir nicht entfliehen,
So sagen schon Sybillen, so Propheten,
Und keine Zeit und keine Macht zerstückelt
Geprägte Form, die lebend sich entwickelt.

Johann Wolfgang von Goethe

»Gehe hin in Frieden« –
die Übung des Loslassens

»Freundschaft und Liebe sind das höchste Gut des Lebens, darum hat der, der sie empfing, viel strengere Rechenschaft abzulegen als jene Seelen, denen weniger anvertraut worden ist. Denk nicht, du seist ein besserer Mensch als sie.

Vom armen Steppenstrauch wird nur bescheidenes Grünen, vom Baum am Wasser aber Frucht gefordert werden. Deine Pflicht ist's, sie zu bringen, und du darfst nicht meinen, Anspruch auf besonderen Lohn zu haben. Das ist der Grund, dass ich dich vor dir selbst warnen muss.«

Liebe Leser, diese Botschaft aus meinem persischen I-Ging-Orakel war nach meinem Wake-up-Desaster mit meinem bescheiden grünenden, aber gut situierten Steppenstrauch-Freund nicht gerade geeignet, meine lädierte Seele aufzulichten. Mein so oft zitierter Ausspruch »Liebe deine Freunde dann, wenn sie es am wenigsten verdienen, denn dann brauchen sie es am meisten«, hatte heute so gar keinen romantischen Tenor für mich. Ich erschrak nicht wenig, als ich in meiner Herzensgrube im Rückblick auf unser letztes Treffen ein böses Gebräu von Zorn und Trauer entdeckte. Das war in dieser Woche schon der zweite unerklärliche Vorfall, bei dem ich von einem alten Freund in die Zange genommen wurde. Mir, parteilosem Promi-Tier, wie er mich oft zu nennen beliebte, hatte sein hocherotisch gemaltes Porträt einer linken Politikerin, das ich im Rahmen einer Lesung auszustellen gedachte, kein Glück gebracht.

»Ich habe die Seiten gewechselt, Finger weg von unserer Sarah! Unsere Sicht auf die Welt ist nicht mehr kongenial, verstehst du, unser Zusammensein nicht mehr gern gesehen, also mach's gut!« Damit drehte er sich um, und weg war er.

»Einfach so nach dreißig Jahren rückhaltloser Kameradschaft«, bricht es fassungslos aus mir heraus. Hab ich jetzt Kameradschaft gesagt? Ist ja merkwürdig. Da hat wieder mal der männliche Anteil in mir die Analyse übernommen. Wie oft habe ich in seinem Beisein die Qualität einer platonischen Liebe zwischen Mann und Frau und deren Erhalt propagiert. Über dreißig Jahre lang. Hoffentlich habe ich ihn dabei nicht übernommen. So viel ich mir den Kopf zerbreche, ob ich für diesen akut vollzogenen Abortus Verantwortung trage – ich finde keinen kausalen Urgrund.

Ich werde weiter überdenken, entschied ich mich für den Moment.

»Die vorgebrachten Argumente meiner Freunde waren nicht nachvollziehbar, alles erschien konstruiert und nicht wirklich greifbar«, erstatte ich am Nachmittag, bei einer Tasse dampfendem Hagebuttentee und einer duftenden Dinkelbrotscheibe mit schmackhaftem Rucola-Avocado-Pesto, meiner Tochter Bericht.

»Ja, ja die Freunde nennen sich so gerne aufrichtig, die Feinde sind es wenigstens«, bemerkt meine Tochter und bringt es wie so oft auf den Punkt.

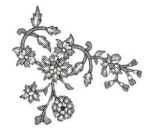

Wieder alleine mit meinen geliebten Katzenfreunden, die mir schnurrend tröstliche Zuwendung schenken, fängt jetzt, bei projiziertem Ablauf der Geschehnisse, mein Tränenkanal an überzulaufen.

»Lass deine Tränen laufen bis zum letzten Tropfen, das schwemmt die melancholischen Essenzen aus deinem Körper aus«, riet ich erst vor Kurzem einer lieben Freundin. »Weißt du, die Gnade des späten Tränenflusses muss man genießen« – und heute bin ich dran. Wegen des Östrogenabbaus hapert es in der Umbruchzeit, von der Menopause bis zum sicheren Ufer nach den Wechseljahren, oft an genügend natürlich bereitgestellter Augenflüssigkeit. In diesem Fall, und bei müden und entzündeten Augen, verwende ich frisch austretende Pflanzenmilch des

Schöllkrauts, in kleinen Tropfen in die Augenwinkel aufgetragen, oder Augentropfen aus der Apotheke, die aus der Augentrostpflanze gewonnen werden. Der Platz für die Tropfen im Arzneischränkchen ist heute leer, so lege ich mir, mit zitternden Fingern, für etwa fünfzehn Minuten angefeuchtete Schwarztee-Beutel, ein Geheimrezept meiner Mutter, auf meine geschlossenen Augen, das tut wohl.

Vor dem Zurücklehnen habe ich mir noch fix ein Gläschen meines selbst gebrauten Beruhigungslikörs »Silencimus« gegönnt, den ich nach Rezept meiner Urgroßmutter Corona gebraut habe. Zitronenminze, Essigrosenblätter, Holunderblüten, rote Steinkleeblüten sind auf Urgroßmutters Acker gewachsen, Sternanis und Kardamomsamen wurden noch von mir beigesteuert, der milde Korn zur Auffüllung ist alte Bauerntradition. Das bewährte Motto: »Ein Glas ist Medizin, zwei sind eins zu viel«, wurde selbstverständlich eingehalten, aber heute tummelte sich im Glaserl ein doppeltes Stamperl. Bevor ich mich jetzt für eine Weile auf meine Meditationsalmwiese zurückziehe, möchte ich Ihnen das Rezept zu diesem exzellenten Elixier nicht vorenthalten. Diese Medizin aus der Gottesapotheke bügelt das Nervenkostüm, lichtet das Seelenfeld auf und kräftigt den Herzmuskel. Auch Schnake Hertha wird die Meditation nicht mit Anflügen auf unsere Nasenhügel stören, denn sie kann den Melissenduft nicht ab, was Honigbiene Melinda wieder anders sehen würde, aber ihr Wirkungskreis ist vorbestimmt im blühenden Gartenrund angelegt.

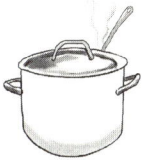

Kräuter-Beruhigungslikör »Silencimus«

Sie benötigen eine Handvoll frische Zitronenmelisse, dasselbe von Rosenblüten der Essig-Heckenrose, etwa 7 Holunderblüten und 7 blühende Triebe des Roten Wiesenklees, dessen süßen Nektar wir in frohen Kindertagen so begeistert auszusaugen wussten. Nach neuesten Gärtnerkenntnissen weiß diese als Heilpflanze fast in Vergessenheit geratene Verführerin mit Isoflavonen zu überraschen. Isoflavone bieten sich besonders in den Wechseljahren mit diesen Naturhormonen an, reinigen das Blut und haben mit ihren antibiotisch wirkenden Gerbstoffen z.B. Entzündungen in Rachenräumen so manchen Platzverweis erteilt. In meinem Garten wächst mir, neben meinem hochverehrten Spitzwegerich, dem Schachtelhalm und Löwenzahn, dieser medizinisch hochwirksame Glücksklee förmlich in die Arme.

In eine sauber gespülte Flasche gibt man nach den Blüten 100 ml Honig, den Saft einer Limette, füllt mit einem 3/4 Liter Korn auf, die 3 Sternanisknospen und der halbe Teelöffel Kardamom sind jetzt an der Reihe, bevor man die Flasche mit einem Korken dicht verschließt, öfters kippt und für ca. 4 Wochen an einen ruhigen, lichten Fensterplatz stellt. Nach seiner Gärzeit gießt man den Likör durch ein Sieb ab.

Einem Verzehr dieses wunderbaren Elixiers, auf Raten und Mitmenschen verteilt, versteht sich, steht nun nichts mehr im Wege.

Nach meinem kräftigen Schluck stellt sich um mein Herzensdo-
mizil herum wieder wohlige Wärme ein, und ein beruhigender,
verzauberter Melissenduft schlängelt sich aus dem Flaschenhals
und erfüllt tröstend den Raum.

Mutter Agnes kippt in meiner Erinnerung einen duftenden
Melissenaufguss in das Badewasser der kleinen Marianne. »Das
beruhigt den nervösen Semmelgeist meiner kleinen Wilden«,
bemerkt sie dabei zärtlich und streicht mir über meinen blon-
den Schopf. Sollten Sie sich von einer kleinen Menge dieses
Elixiers trennen können, liebe Leser, rate ich Ihnen, dieses als
ökologische Politur für spezielle durstige Möbelstücke auszu-
probieren, Sie werden staunen.

Für mich ist es jetzt an der Zeit, die Essenz der Tagesdramatik
den schützenden Armen des Bruders Schlaf anzuvertrauen. Das
fließende Wasser der Abenddusche genieße ich und übergebe
meinen Wassermolekülen die letzten Salze meiner geweinten
Tränen. »Du musst einfach lernen, von Zeit zu Zeit loszulassen,
und begreifen, dass alles gut ist, weil es so ist, wie es ist. Dann
lernst du, die Dinge in Ruhe zu betrachten, und wirst auch ihren
Sinn begreifen, um wieder Frieden einkehren lassen zu können«, legt sich die väterliche Stimme des Mediziners und Philosophen, meines schon so lange heimgegangenen Mentors, schüt-
zend um meine Seele und macht mich ruhig.

Ja, ich werde jetzt ohne Gram loslassen, meine alten Freunde, denn es scheint ein geheimnisvolles, dramaturgisches Muss dahinter zu wirken. Meine altgediente Liebe wird nicht rosten, das Lager in meiner Herzenskammer bleibt gemacht. Ich lasse los und warte auf eure Heimkehr.

Mein Milchmixgetränk »Madormir« darf ich auch meinen beiden abgesprungenen Rackern und Ihnen, liebe Leser, ans Herz legen.

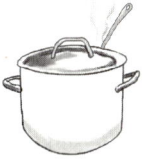

Aus Milch, Joghurt, Kokosmilch, jeweils 200 ml, Mangomus von einer Mango, 1 TL Ingwermus, mit 5 EL braunem Zucker, Zimt und Kardamom, jeweils 1 große Prise, gewürzt, mit gehackter Minze, etwa 1 EL, abgeriebener Zitronenschale und Saft einer Bio-zitrone, mit einem Minzblatt on top garniert, entsteht ein wunderbarer Abendtrunk. Ein satt gefülltes Glas mit himmlisch mundendem Inhalt beschenkt uns mit liebevollen Kindheitsträumen, lassen Sie sich überraschen. Die noch übrige Menge kann für Ihre nächste Essenseinladung als Eröffnungsdrink eingefroren werden.

»Tipps für betroffene Frauen in den Wechseljahren«, versucht mir das Cover einer Apothekerzeitschrift vor dem Bett-Hupfen noch Aufmerksamkeit abzutrutzen. Richtige Ernährung, viel Bewegung und viele sportliche Aktivitäten wirken sich positiv auf das seelische und körperliche Wohlbefinden in den Wechseljahren aus. Machen Sie regelmäßig Übungen zur Stärkung der Beckenbodenmuskulatur, um einer Blasenschwäche vorzubeugen. Erlernen Sie Entspannungstechniken, um Stress und Probleme besser bewältigen zu können. Und wenn das alles nichts nützt, schließen Sie sich einer Selbsthilfegruppe an, denn niemand kann Sie so gut verstehen wie Ihre »Leidensgenossinnen«, hüpfen die Worte schon vor meinen müden Augen auf und ab.

Was meint man mit der richtigen Ernährung? Viel frisches Obst und saisonales Gemüse, bei den sportlichen Aktivitäten ist wohl nicht nur das »Walking« gemeint, Beckenbodenmuskulatur trainieren, bloß keine Inkontinenz, das macht Sinn, wird von mir schon seit Jahren zelebriert. Den Begriff »Leidensgenossinnen und Selbsthilfegruppe« wandele ich heute Nacht um in »Selbsthilfe für Freudensgenossinnen«, nehme ich mir noch vor, als das Sandmännchen bereits anfängt, die ersten Körner zu werfen. Schon steigt mein Abendgebet zusammen mit den Bitten um ein bisschen Frieden im kosmischen Freundeskreis und Erdenrund zum Nachthimmel hinauf.

Liebe Leser, jetzt bin ich aber rechtschaffen müde, kuschele mich schon in mein Schlafkissen, möchte Ihnen aber einen heute auf-

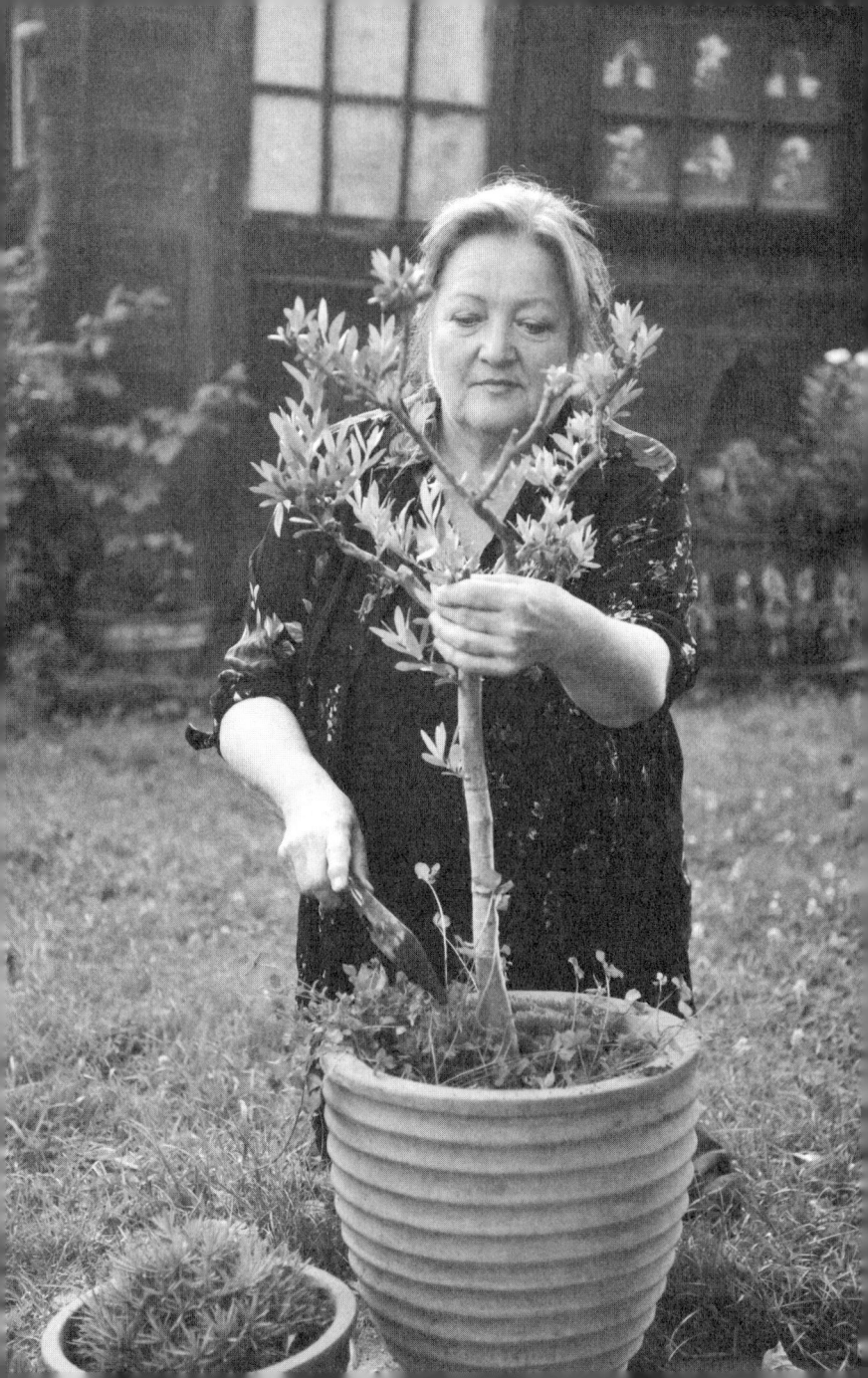

gespürten Text von Mahatma Gandhi nicht vorenthalten, dann muss ich aber wirklich loslassen!

Frieden dort beginnen, wo Unfriede entsteht

Unfriede entsteht immer erst in unserem Innern.
Angst vor Schmerz, Verlust, Machtlosigkeit und davor,
nicht geliebt zu sein, gepaart mit einer mehr oder weniger tiefen
Existenzangst, bilden die Basis dafür.
Wir beginnen da, wo alles anfängt und alles endet.
Im Bewusstsein, dort, wo die meisten Menschen aufhören oder
gar nie hinschauen. Die Gedanken sind frei, heißt es, und viele
glauben, dass die Kriege im Innern ihrer selbst nichts mit den
Kriegen und Konflikten im Äußeren zu tun haben. Dem ist nicht
so. Auch Friede muss in jedem Einzelnen von uns, im tiefsten
Inneren seines Herzens und seiner Gedanken Fuß fassen, dann
wird auch das Handeln des Einzelnen auf Friede, Wertschätzung
und Mitgefühl gründen, und Friede auf Erden wird keine Utopie
mehr sein!

Mahatma Gandhi

Cast as cast can

»As time goes by«, heute ist mein Tag. Ein lang herbeigerufener Gedanke scheint nun im Rhythmus der Gezeiten eine materielle Form zu gebären. Immer wieder fährt mein Zeigefinger über den Filmtitel *Harold and Maude* und bringt diesen samt Briefkopf der Filmproduktion zum Leuchten. In den Startblöcken einer deutsch-amerikanischen Produktion steht das Remake von *Harold and Maude*, einem unvergessenen Film der Kategorie »Amour fou«, während in einer Schublade eines Produktionsbüros ein Schauspielervertrag auf die Unterschrift des 68-jährigen alten Mädchens Mariana für die Rolle der wunderbaren Maude wartet.

So steht's geschrieben, und Mariana, Marke Spätlese Surprise, schon seit geraumer Zeit mit sich und der Welt im Reinen, würde sich für diesen Part ja wieder einmal liebend gerne in einen regenbogenfarbenen Zelluloid-Pool tauchen.

»Hilarious Maude, seventy-two years old, calls for Mariana«, teilt mir der amerikanische Casting Director, very excited, in seinem beiliegenden Schreiben mit. Unvergessene geliebte Maude, in den Achtzigerjahren von der charismatischen englischen Schauspielerin Ruth Gordon mit ihrem anziehenden, geheimnisvollen Persönlichkeitsprofil verkörpert, an der Seite des jungen, einfühlsamen, attraktiven Harold schicksalshaft einer tantrischen ›Liebesbeziehung gegen den Rest der Welt‹ ausgeliefert.

Lebenskluge Erkenntnisse Harolds finden Geborgenheit im randvoll gefüllten geistigen Schoße der jung gebliebenen Maude, werden durch Inspiration bei gemeinsamen Höhenflügen und gepaart mit einer toleranten Grundhaltung mit Zärtlichkeit vervollkommnet, ohne die letzte intime Grenze zu überschreiten.

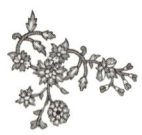

Die Haare heute streng zurückgenommen und zu einem kargen Dutt gewunden, Gesicht Make-up-frei, das altmodische, dunkelblaue Kleid mit weißem gehäkeltem Spitzenkragen und passenden geschnürten Halbschuhen auf Vordermann gebracht, ältliches Täschchen aus Mutters Reservoir ums Handgelenk gewickelt: Mein Finger auf dem Klingelknopf der Filmproduktion weckt diese aus dem Mittagsschlaf. Bei der bildhaften Vorstellung, mich für das aus der Taufe zu hebende Filmprojekt körperlich und seelisch mit Maude vereinigen zu dürfen, klopft mein Herz bis zum Hals hinauf. Kurz darauf finde ich mich, nach ruckartiger Türöffnung, einem agilen Zeitgenossen mit pinkfarbenem, fein hochgezüchtetem Irokesen-Haarstyle, der sich als Regisseur unseres »Remakes« zu erkennen gibt, gegenüber. Nach kurzem Ausrutscher auf glänzender Alu-Bodenfläche, das hat ja gerade noch gefehlt, werde ich robust hochgezogen und wieder auf meine kräftigen Beine gestellt. Eine blaue Jacke, bestückt mit farbigen, die dunklen Mächte anbetenden Plastikstickern, eifert im Duett mit einem versnobten, lilafarbenen Seidenhemd. Ausgeblichene Designerjeans mit fransigem Lochmuster und lederverschnürtem Hosenstall sagen sich Gutnacht und geben sich, bestimmt nicht nur heute, mit uralten, knautschig vergoldeten Westernstiefeln die Ehre.

»Voilà, unser altes Star-Rondell erscheint ja überpünktlich am Glitter-Abendhimmel, heute wohl mit Weichzeichner perfekt geschminkt oder gebotoxt, unsere modernen Kameras lassen nichts durchgehen. Wir haben wohl über die Jahre einige Tönnchen draufgezaubert«, empfängt er mich sarkastisch und bugsiert mich geradewegs in den eisgekühlten Designerstuhl, der direkt unter einem bluttriefenden *Inglorious Basterds*-Filmplakat, eingesäumt von brachialen Plakat-Artgenossen, steht.

»Die Vertragsunterschrift für die Rolle der Maude wartet um 15 Uhr im Büro der Produzentin auf mich, da ist ja noch 'ne viertel Stunde hin«, sage ich nervös.

»Unsere Produzentin sitzt gerade vor dem TV«, schleudert er mir entgegen, tritt forsch vor eine stylische Plastikstellwand und manövriert gebieterisch einen jungen, gut aussehenden Schauspieler, mit voller, dunkler Haarmatte und ausdrucksstarker Augenpartie gesegnet, in einen Stuhl. »This is your young Harold, my round old lady«, erklärt er mir.

Jetzt wird mir ein getipptes, titelloses Manuskript in den adretten Schoß geworfen.

»So, dann ziehen Sie sich schon mal aus, Mylord, und nummerieren Ihre erogenen Zonen mit Signalfarben, just in case, falls die Augen von Madam nicht mehr mitmachen«, animiert er jetzt den jungen Schauspieler, während dessen Manuskript, vom Maestro gekonnt durch die Lüfte entsandt, auf wohlgeformten Schenkeln des Beaus landet.

»Man wartet auf mich, ich bitte Sie inständig, meine Unterschrift ist schon seit einer halben Stunde fällig«, versuche ich mich nun kläglich aus dem einengenden Stuhl zu stemmen. »Meine Herrschaften, Casting is calling, nehmen Sie bitte Ihre Texte auf, und schalten wir auf Zeitlupe, damit wir ja nichts verpassen, nicht wahr, Madam?«, kreuzen sich die Worte des Regisseurs mit meiner tränenumflorten Ansage. »Das ist doch von vornherein schon sinnlos, das macht doch überhaupt keinen Sinn«, brüllt mein potenzieller Harold in den Raum, in dem Iroki, wie ich das dominante Fossil ab jetzt im Stillen benennen werde, nun wohl alle Schicksalsfäden in die Hand zu nehmen gedenkt. »Wie lange hat denn unsere Klientin nicht mehr vor einer Kamera geschmort? Harte Zeiten verlangen nach Süßstoff und kick-back-treatments, you know what I mean, my boy!«

Ich habe mich in mein Schicksal ergeben und beginne mich schaudernd in den Text hineinzulesen. Der laute, dreistimmige Geräuschpegel hinter der Bürotüre lässt eine größere Auseinandersetzung ahnen, dringt aber nicht mehr in mein Gedankenfeld, das jetzt von den sich zufügenden Beleidigungen eines Paares, die sich in meinem Manuskript wohnlich niedergelassen haben, zugedonnert wird.

»Reiß dir doch eine auf, du Dreckschwein«, habe ich hasserfüllt zu argumentieren.

»Willst du eine in deine verschwiemelte Fresse haben, du alte Pute?«, sagt der angehende Harold und wird durch meinen Part: »Ich mach dich fertig, du impotenter Schwachkopf, du Spanner« immer noch platter.

»Das bringe ich nicht, das riecht nach *Wer hat Angst vor Virginia Woolf?* und lässt den späten Frühlingsduft unseres zärtlichen Liebespaares nicht mal erahnen! Ich glaube, ich bin im falschen Film«, entfleucht es mir, und ich schütte einen hochprozentigen Daiquiri-Cocktail in mich hinein, vom Regisseur, kurz nach dem Casting-Start, persönlich gemixt und nur mir offeriert.

»Das hat gar keine poetische Dimension, Sie spielen den blanken Realismus in Kotzgrün, alles in Kotzgrün, ist ja zum Kotzen,

Boulevard-Theater, wie ich es mir in kühnsten Träumen schon ausgemalt habe. Betonen Sie Harold mal in Fliederfarben und Leidenschaft, Madam. Stecken Sie einfach mal alles rein in diesen schmucken Harold, ich weiß, wovon ich spreche, ma chérie, nicht wahr«, lenkt der selbst ernannte Meister der professionellen Mimikry am finalen G-Punkt seiner süffisanten Kritik angekommen, alle Aufmerksamkeit auf meinen männlichen Part, um sich ungeniert, vor meinen aufgerissenen Augen, an ungebührlicher Stelle seines plötzlich nackten Körpers zu schaffen zu machen. Um meinen Körper schlingen sich regenbogenfarbige Kreise, eine Sturmbö versucht mich von vorne auf die Schippe zu nehmen, was ihr dank meines Volumens nicht gelingt. Schon hat die Schlange ihr Nest auf dem Siegelring des Regisseurs verlassen und baut sich, über sich selbst hinauswachsend, furchterregend vor mir auf. »Flucht, Flucht, falsches Studio, falsches Team«, rast es durch mein grünbenebeltes Gehirn, und es gelingt.

Mutig, aber benebelt, durchschreite ich das furchterregende Schlangen-Hologramm, um einen rettenden, lichtdurchfluteten Ausgang zu erreichen, als sich zeitgleich mit einem Knall die Bürotür öffnet und drei Personen entlässt. Diese versuchen wie ich den Weg ins Freie zu finden. Radebrechend irrt man durch das Studio, in dessen Foyer ich mich auf einmal zur Säule erstarrt vorfinde.

»Mein Geld stinkt nicht, dafür schwitzen käufliche Frauen Blut und Wasser. Ich will eine junge Aktrice, die auf eine zweiundsiebzigjährige Alte hingeschminkt wird, das ist in USA Usus, wo ist euer Problem«, brüllt ein rundbäuchiger Produzent das Studio zusammen, von einer messerscharfen weiblichen Stimme eingeholt.

»Du bist der Kameramann«, schreit die aufgebrachte Produzentin den Iroki an, »du hast sie weggeekelt.«

»Ich bin Jolie-Fanatiker und kann alte Schabracken einfach nicht ab«, prallt nun eine verkannte, schwülstige Stimme an meiner Säulenstarre ab.

»Jetzt bist du im Zugzwang, mein Freundchen, du holst die Frau zurück, der Vertrag mit den Amerikanern ist in trockenen Tüchern, dein Job gecancelt, dein Assi kann bleiben, Spaß hin, Spaß her«, krakeelt die wütende Stimme der Produzentin hinter einem Flüchtenden her. »Hier bin ich doch, Ihre Maude, ich steh doch neben Ihnen«, ruf ich verzweifelt der Produzentin zu, die sich anschickt, zusammen mit ihrer Sekretärin diese wüste Stätte zu verlassen.

Es gelingt nicht, mich von meinem verwurzelten Platz loszulösen, auch meine Stimme versagt. Ich visualisiere meinen Garten, erinnere mich an die wunderbaren Töne eines nachmittäglichen Amselkonzerts, werde langsam, aber sicher ganz ruhig und angstfrei …

Als mich ein telefonisches Klingeln aus meiner alptraumhaften Zwischenwelt in die Realität meines Alltags zurückholt.

Meinen erwachenden, dröhnenden Kopf finde ich in einem Wust meiner getippten Manuskripte vergraben, mein linker Arm ist eingeschlafen, der Filzstift steckt noch im Anschlag, ein lustiger Cartoon von Oma und Enkel ziert, im Schlepptau des unvollendeten Slogans: Pelemele-Film produziert: *Harold and* …, Hinterlassenschaft auf einem Blatt, das immer noch an meiner verschwitzten Backe zu kleben gedenkt. Am Telefon überrascht mich die wohltuende Stimme meines verehrten Entdeckers, Regisseur Percy Adlon, den ich seit Monaten nicht mehr gesprochen habe, jetzt aber antworte ich mit noch kratziger, wiederauferstandener Stimme.

»Da kommt Freude auf und danke fürs Vertrauen in euer ›altes Mädchen‹! Neu-Mexiko sagst du? Ich spiele sprachlose Schamanin? Macht nichts, sprech halt mit Augen und Händen, geb einfach wieder Seele, Herz, Vergangenheit, Zukunft und Hier und Jetzt in deine Hände, rückhaltlos, wie gehabt. Übrigens, Percy, hast du schon mal als Produzent an ein Remake von *Harold and Maude* gedacht?«, flöte ich, und auf einmal kehrt Stille ein.

»Verbindung wird gehalten, Verbindung wird gehalten«, verspricht die entzauberte Computerstimme aus Übersee.

»Ja, Gottes Wege sind rätselhaft«, tröste ich mich und verwöhne mich mit einer großen Tasse frisch gemahlenem, duftendem Bohnenkaffee aus Salvador de Bahia, als sich das Telefon erneut in Erinnerung bringt.

Unsere Verbindung ist im Himmel geschlossen, die wird allemal gehalten, sende ich meine Botschaft über den Atlantik, als meine liebe Nachbarin mit gebackenem Zitronenkuchen um die Ecke biegt. »Die Tür war auf, wia war denn des Kastending unta da Bavaria? Derf ma scho gratuliern?« Casting, Bavaria, 15 Uhr, finde ich als heutigen Eintrag in meinem Note-Buch – ich glaub, jetzt hab ich ein Problem! Das Casting für eine neue Kommissarin habe ich heute wohl verschlafen, für die Rolle der *Maude* würde ich jedoch liebend gerne mit dem jungen *Harold* auf einer bunten Remake-Zelluloidwiese dinieren. Alles hat seine Zeit, sagt Salomon!

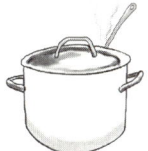

Indian Summer Zitronenmelisse-Bourbon-Cocktail

Für uns gereifte Weibsbilder ist dieser mundende, erfrischende Cocktail, mit seinem Goldton und dem angenehm weichen Vanillearoma des Bourbon Whiskeys, für eine laue, vielversprechende Sommernacht mit Gästen wie geschaffen.

Für 2 Personen

9 große Blätter Zitronenmelisse	2 Zweige Ährenminze
2 TL Puderzucker	zum Garnieren
1 TL Zitronensaft	ein Mixbecher
2 cl Angostura	Sieb
120 ml Bourbon	

Die Melisseblätter enthalten, man höre und staune, Eisen, Vitamin C und Zink, werden gewaschen, getrocknet und im Gefolge von Puderzucker, Zitronensaft, Angostura und Bourbon dem Mixer anvertraut. Jetzt heißt es mixen, bis sich die Blätter in feinste Partikel aufteilen.

Zwei liebevoll ausgesuchte Cocktailgläser werden mit Eiswürfeln bestückt, mit dem frisch gemixten Cocktail, durch ein Sieb gegossen, aufgefüllt, mit einem Minzstängel on top serviert. Dieser Cocktail ist vom Feinsten und wird sogleich genüsslich getrunken. Salute!

Vergebung heilt Körper und Seele

»Freude hat Heilkraft. Glaube an die Vergebung der Sünden kann das Herz mit einem solchen Schwall von Freude füllen, dass es überfließt und zur Heilquelle wird, die überall, wo sie hinfließt, Entfremdung heilt und Frieden bringt«, schreibt Pater David Steindl-Rast in seinem wunderbaren spirituellen Buch *Credo*, das mir der Autor an Pfingsten dieses Jahres zu meiner Freude überbringen ließ.

»Concordia domi foris pax – Eintracht daheim, draußen Friede«, dieser Ausspruch, aus dem Munde unseres Religionslehrers, der mir vom Schöpfer in der Zeit der Realschule als Mentor zur Seite gestellt worden war, schwebt immer wieder wie eine Wolke über meiner Fontanelle. Seine Appelle, dem Gebot der Nächstenliebe zu folgen, verschmolzen mit meinem tiefen Empfinden, fanden bei meinen Mitschülerinnen gnädig Gehör, spornten hingegen die klassenälteste Mitschülerin, ein schon viermal versetztes Musterexemplar an ausgereiftem Weibsbild aus gut situiertem Hause, zu kontraproduktiven Aktionen an.

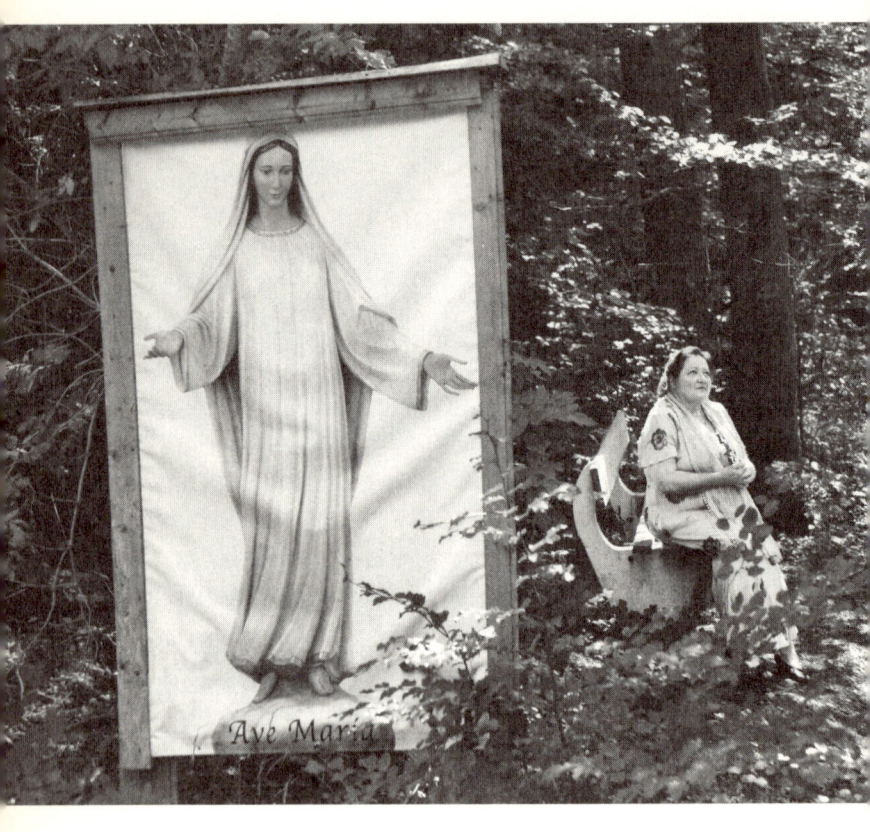

Ave Maria

Es gelang ihr, bei günstigem Nährboden natürlich, durch Erschaffung von täglichen Lügengebilden, Zwietracht in die Herzen der Mitschülerinnen zu säen und so dem herbeigerufenen Unfrieden Tür und Tor zu öffnen.

»Liebe deinen Nächsten wie dich selbst, ist das Eigentliche – liebt und ehrt ihr eure Mitmenschen, werdet ihr diese nicht bestehlen, sie nicht kränken, nicht belügen. Erforscht euer ureigenstes Gewissen und eure Herzen und beichtet nur das, was ihr selbst als Sünde empfindet«, empfahl er uns liebevoll.

Das »Musterexemplar« nahm ihn beim Wort, denn wie sie zu berichten wusste, musste sie, nach einem versuchten Übergriff ihrerseits, auf den Körper des charismatischen Mannes verzichten. Die verletzte Seele eines Menschenkindes empfand es, auf den Spuren von Judas Ischariot, keineswegs als Sünde, dem Unschuldigen diesen sexuellen Übergriff unter seinen Talar zu schieben, und man glaubte dem internatserprobten, einsamen Mädchen aus einer großen Brauerei-Dynastie.

Er verlor seine Würde, sein Lehramt und wurde mit sofortiger Wirkung in eine Berg-Pfarrei, ohne Anspruch auf eine Pfarrköchin, versetzt. Aus der Pfarrei, die aus einer kleinen Kapelle mit großem Judaskuss-Altarbild und einer alten Berghütte mit zwei Zimmern bestand, und seiner katholischen Diözese konnte er nach einem Jahr austreten und eine neue karitative Lebensaufgabe in Tibet, seinem Lieblingsland, antreten.

Ich war damals untröstlich über den Verlust dieses einmaligen Lehrers, in dessen Wirkungsfeld ich für zwei Jahre meine Seele und meinen hungrigen Geist spiegeln durfte. Die Vergebung war der große religiöse Schwerpunkt in seinen Lehrthesen. »Ihr könnt erst vergeben, wenn ihr lernt zu verstehen«, erklärte er uns sehr oft. Er hatte der Lügnerin aus vollstem Herzen vergeben und schloss sie in seine Gebete ein, das hatte er meine Mutter und mich bei unserem Besuch in seinem einsamen Bergdomizil wissen lassen, und für mich greifen seine Worte heute noch immer tief in mein gelebtes Leben mit ein.

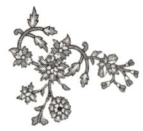

Der Begriff Vergebung ist aus dem täglichen Alltag nicht wegzudenken. Liebe Leser, wie schwer fällt es doch, sich für eine Unachtsamkeit, für einen lieblosen Spaß oder das Vergessen eines Geburtstagstermins bei seinen Freunden und Mitmenschen zu entschuldigen, vor allem nach einem Streit den ersten Schritt auf dem Weg zu einer Versöhnung zu riskieren. Groß ist meine Freude, wenn es mir gelingt, reinen Tisch zu machen, wie ich es immer nenne.

Wie wichtig ist es dabei, eine eigene Kränkung, die sich bitterlich in eine Herzenskammer zurückgezogen hat, durch Offenlegung dem Verursacher überhaupt erst klarzumachen.

Was für ein befreiendes Gefühl es doch darstellt, zu einem feinen gemeinsamen Mahl wieder neu eindecken zu dürfen.

Ich erinnere mich, wie oft es mir als Dreizehnjähriger noch vor dem Schlafengehen gelang, der zum Schneiden dicken Luft, die sich nach einem Streit meiner Eltern in unserer Wohnung häuslich einzurichten gedachte, durch meine versöhnliche Aufbereitung des Streiturgrunds die Haustüre zu weisen. Mit klopfendem Herzen und stillem Lächeln kuschelte ich mich danach auf meinem Schlafplatz, unserem lebenserfahrenen Küchensofa, in meine geliebte Rosshaardecke, um mich vertrauensvoll in die wohltuenden Arme des großen Bruders Schlaf zu legen. In dieser Lebensphase gelang es mir noch öfters, durch beruhigende Gesprächsstrategien die unberechenbaren Gefühlsschwankungen und Ungerechtigkeiten meines Stiefvaters per Handschlag zu entzaubern. Erst durch einen bösartigen Magentumor, dessen Auswuchs bis fast zur Kindskopfgröße mit großen Schmerzen und psychischen Veränderungen einherging, veränderte sich sein Verhalten rapide und war nicht mehr in der Abfolge einschätzbar.

Nach meiner Eheschließung mit neunzehn Jahren beschloss meine Mutter den für ihre Generation sehr mutigen Schritt der Trennung von diesem Plagegeist, und ich machte mich daran, die geheimnisvollen Verbindungen der karmischen Familienverstrickungen, das Gesetz von Ursache und Wirkung zu studieren und meine vorbestimmten Stationen zu finden.

»Man kann einem Menschen erst dann vergeben, wenn man mehr über seine Lebensumstände gelernt hat«, pflegte mir mein Religionslehrer im Hinblick auf meinen Stiefvater nahezubringen.

In diesem Fall war die historische Aufklärung, was die Schrecken und erlittenen Demütigungen meines Stiefvaters in einem Konzentrationslager betraf, von unschätzbarem Wert. Diese Schilderungen waren für den Rest meiner Schulklasse in den Fünfzigerjahren tabu, und es ist nur dem mutigen Engagement zweier Lehrer zu verdanken, dass in mir für meinen Stiefvater, die jüdischen Mitmenschen und all die anderen Verfolgten ein großes Mitleid erwuchs.

»Alle unliebsamen Menschen und schrecklichen Ereignisse sind in der Realität nur Vorboten, um das lauernde Unsichtbare materiell sichtbar zu machen. Alles, was uns zustößt, müssen wir nach seiner Sinnhaftigkeit hinterfragen und Verantwortung für unser Leben übernehmen. Nie dürfen wir als Hauptziel die stete Wandlung aus den Augen verlieren«, legte mir mein Priester aus der Hauptschulzeit nahe, der am 30. April 1945, zusammen mit weiteren Priestern, homosexuellen Mitgliedern der verfolgten Rosa-Winkel-Fraktion und überlebenden Roma- und Sinti-Frauen mit Kindern, von den amerikanischen Soldaten auf einem Todesmarsch befreit wurde.

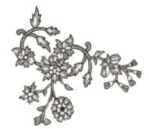

Wir Menschen schleppen aus der Vergangenheit großen Ballast mit uns herum, liegen mit unseren Verwandten und Freunden im Clinch, wie es so schön heißt. Immer versuche ich von Zeit zu Zeit in eine Meditation zu gehen und höre in mich hinein. An Eckpfeilern der Lebensabschnitte lasse ich Innenbilder auftauchen, mit denen ich mich wohl noch nicht ganz ausgesöhnt habe, und nun, rückwärts betrachtet, entsteht ein klares Bild über die Sinnhaftigkeit dieses Lebensabschnittes und die mitwirkenden Personen, die ich noch einmal mit tantrischer Liebe betrachte und ihnen ein Dankeschön für ihre Aufwartung und Begleitung im geheimnisvollen Labyrinth meiner Schicksalseinlösung übermittle. Dann versuche ich das Schuldprinzip aus dem Vergänglichen herauszulösen und die damaligen Umstände in einen kausalen Kontext zu stellen.

»Vergiss nie, Marianne, dass du immer mit Ideen, Mitmenschen und Geschehnissen in Berührung kommen kannst, für die du gerade eine Eigenresonanz mitgebracht hast, und du jetzt gerade für diese Erlebniskette frei bist, um einer weiteren vorbestimmten Reise auf deinem Lebens-Fluss auf dem Wege zum großen weiten Meer mit Toleranz, Neugierde und Bereitschaft zum immerwährenden Lebensrisiko im Reisegepäck nicht im Wege zu stehen.« So sprach mein ärztlicher Mentor, und ich habe es nie vergessen, sondern es mir hinter beide Ohren geschrieben, wo es trotz kleiner Ohren heute noch zu entziffern ist.

Nichts unterstreicht eine Vergebungszeremonie besser als das duftende, delikate Relikt unserer Kindheit.

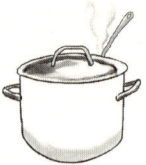

Omas Kaiserschmarrn
à la Vaticano

Für 4 Personen

150 g Mehl	1 Spritzer Rum
¼ l Milch	1 EL Rosinen, gehäuft
4 Eier	100 g Butter oder Butterschmalz
30 g flüssige Butter	1 Päckchen Vanillinzucker
1 EL Zucker	1 El Mandeln, gestiftelt
1 Prise Salz, kräftig	1 EL Marzipan, gerieben

Oma mischte Mehl und Milch zusammen, rührte alles glatt und fügte liebevoll die vier getrennten Eigelbe, flüssige Butter, Zucker und Salz dazu. Jetzt vermengte sie alles, gab die kurz mit Rum beträufelten Rosinen dazu und hob den geschlagenen Eischnee aus vier Eiern fürsorglich darunter.

In einer Stielpfanne wartete schon das heiße Butterschmalz brutzelnd auf seinen Moment. Oma goss den Teig in Pfannenkuchenformat ein, bräunte kurz an, drehte ihn, gelernt ist gelernt, mit einem Schwung um und begann ihn, nach kurzer Anbratung, in Stücke zu zerteilen, gab dabei nochmals etwas Butterschmalz in die Pfanne, damit ihre Kreation ja nicht zu trocken wurde.

Zum Finale verteilte Oma noch den Vanillinzucker, die Mandel-splitter und eine kleine Prise geriebenen Marzipans über diesen köst-lichen Kaiserschmarrn, der sogleich duftend, ein adeliges Aprikosen-kompott im Gefolge, ihrem verehrten Papst Benedikt, im Kreise seiner Kollegschaft, serviert werden konnte.

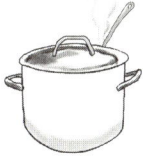

Omas Traum
von Aprikosenkompott

1 kg Aprikosen	1 EL Zitronensaft und etwas Zitronenschale
4 EL Zucker	
1 Stück Ingwer	3 zerstoßene Aprikosenkerne
¼ l Wasser	4 Spritzer Sahne
¼ l trockener Weißwein	2 Stiele Zitronenminze
1 Zimtstange	

Die Aprikosen werden gewaschen und halbiert, mit einer kräftigen Prise Zucker bestreut und ziehen gelassen, drei Aprikosenkerne wer-den zur Seite gelegt. Das kleinfingergroße Ingwerstück wird in feine Streifen geschnitten.

In einem Topf kippt man den Zucker und das Wasser zusammen, erhitzt und rührt so lange, bis sich der Zucker aufgelöst hat. Dann sind Weißwein, Ingwer, Zimtstange, Zitronensaft und -schale an der Reihe. Dieses Gebräu lässt man ein paarmal aufwallen.

Nun ist es für die geschnittenen Aprikosen an der Zeit, sich im Topf zu versammeln. Zimtstange und Zitronenschale haben ihre Schuldigkeit getan, müssen wieder heraus.

Ca. 10 Minuten werden die Aprikosen jetzt im duftenden Sud, in Nachbarschaft mit den Ingwerstreifen, langsam weich gedünstet, dürfen aber nicht zerfallen.

Die zerstoßenen Aprikosenkerne, in einer kleinen Tasse für eine Viertelstunde überbrüht, werden abgeseiht und der bittermandelige Sud zur Veredelung des mundenden Kompotts beigegeben, das jetzt in feinen Glasschalen seinen Platz einnehmen darf. Ein kleiner Dip Sahne on top, zwei frische Ästchen Zitronenminze obenauf, so lässt es sich, mit dem duftenden Kaiserschmarrn in bester Gesellschaft mit Freuden lukullisch Hof halten.

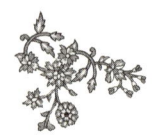

So Gott will!

Raus aus den Federn, ran an die Strippe, rein in eine himmlische Konversation mit teuflischem Bodensatz. Mein Magen knurrt, er klagt seine erste Morgengabe, aufgebrühtes Ingwerwasser mit Zitronensaft, ein.

»Ich bin von Gott durchdrungen, aber er ist der Boss! Was ist das für eine abgefahrene Aussage, die ich da heute in deinem Interview lesen musste«, dringt die Stimme eines Freundes und Berufskollegen in meine traumverwöhnten Gehörgänge.

»Sag erst mal guten Morgen, mein Freund. Seit ich denken kann, glaube ich an Gott als unseren Schöpfer, der jeden einmaligen Menschen mit seinem göttlichen Atem am Leben erhält, bis dieses zeitbestimmt verlischt. Wo ist das Problem, wo hat dich denn heute der Hafer gestochen, for heaven's sake?«, höre ich mich sagen, während sich ein satter Gähner zwischen mich und meinen ungalanten Freund platziert.

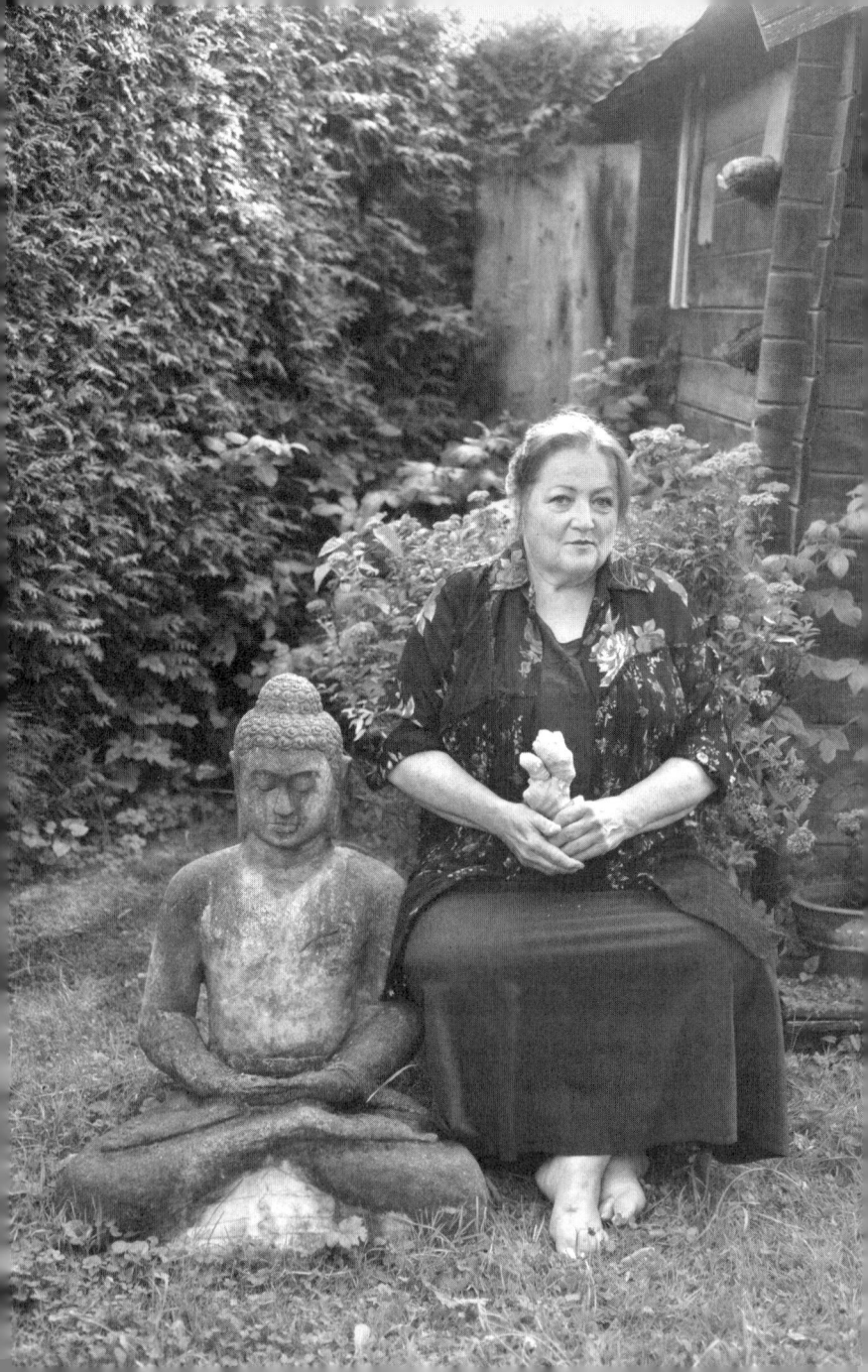

»Du mit deinem weißbärtigen Gottvater, an so einen trotteligen alten Gesellen mit Vollbauch und seinen schwächlichen Sohn Jesus zu glauben!«, fährt er jetzt ungebeten das nächste Kaliber auf.

»Diese Auslegung von Gottvater ist auf deinem Acker gewachsen, ich finde diese Vision nicht in meinem Glaubensurgrund. Mein Gott ist ein androgynes Wesen, das männlich-weibliche Anlagen aufweist. Der männliche Anteil ist zuständig für die polaren kabbalistischen Bereiche, z. B. die Erschaffung von Tag und Nacht durch Teilung, der weibliche steht für Mutter Erde, für die Fortpflanzung, für die künstlerische Formenvielfalt der Natur!«, erkläre ich.

»Ach, dann ist deine Frau Gott wohl auch für das Modedesign der illustren Vogelgefieder zuständig«, bringt mich mein Anrufer sarkastisch auf den kalten Boden der Realität zurück. Nun steigt in mir ein heiliger Zorn auf, und ich werde zusammen mit einem Schluck kaltem Kaffee langsam meiner bleiernen Müdigkeit Herr. »Warum bezeichnest du meinen besten Freund Jesus als schwächlich? Er dient mir zeit meines Lebens als Vorbild, anstatt einer großen, geistigen Wesenseinheit in einem Körper Respekt zu zollen«, antworte ich ihm wütend.

»Den Erlösungstod am Kreuz deines Meisters sparst du dann wohl aus«, quengelt mein vermeintlicher Freund penetrant weiter.

Jetzt bin ich wieder am Zug: »Dieses Ereignis war so ungeheuerlich und allumfassend für die Menschheit, dass die Kapazität der Kreuzigung für noch bestimmt weitere zweitausend Jahre ausgebucht ist, da bin ich mir sicher.«

»Ich bin der Weg, die Wahrheit und das Leben, folgt mir, kümmert euch nicht um euer tägliches Brot, sondern lebt wie die Vögel in den Tag hinein, so einen Scheiß hat dein Jesus verzapft, an so einen Hirnverbrannten soll ich als bekennender Atheist glauben?«, übernimmt der Störenfried nun wieder das Zepter.

»Ihr Atheisten seid doch in eurer Intoleranz die fanatischsten ungläubigen Gläubigen unter uns. Außerdem ist das Leben der Vögel bestimmt von ununterbrochenem Tun, Nahrungssuche, Nestbau, Fortpflanzung, Brüten, Aufzucht, Revierverteidigung und Training von körperlicher Geschicklichkeit. Warum sollte Jesus den göttlichen Bauplan und Auftrag für die Vogelwelt nicht kennen? Das ist alles wieder mal eine Frage der Auslegung.«

»Auslegung! Womit wir beim Thema wären. Wie ich in deinem Interview lesen konnte, hast du nach längerer Zeit wieder einen Film gedreht, Oma's Comeback oder so ähnlich. Bei mir schaut's zurzeit zappenduster aus. Keine Rollenangebote mehr, Telefon gesperrt, fahrbarer Untersatz gepfändet, könntest du mir nicht ein paar Tausender auslegen?«, säuselt der Kollege plötzlich.

»Hob di scho, Spezi«, zieht die Stimme meiner Mutter durch meinen Hirnkanal. Während in meiner mentalen Dachkammer langsam ein Licht aufzugehen scheint, komme ich nun in Erklärungsnot. »Du bist doch vom Zelluloidfach. Unser Film wurde vor einem Jahr gedreht, war aber zwei Jahre in einem Finanzierungsprozess gefangen und ich damit über die ganze Zeit vertraglich gesperrt. Vorschüsse, Steuerabzüge, Rückzahlung eines aufgestockten Dispokredits aßen das Honorar fast auf, aber das Schreiben und die ausverkauften Lesungen meiner Bücher, mit musikalischen Darbietungen bereichert, schenken mir ein zweites Standbein. Der direkte Publikumskontakt ist herrlich. Bist du überhaupt noch dran?«, unterbreche ich mich verwirrt.

»Ich höre, ich höre, fahren Sie nur fort, Madame«, bekundet mein Störenfried süffisant seine Anwesenheit.

»Wie Jesus sagt, sind wir alle Söhne und Töchter unseres Schöpfers, also Bruder, lass uns die von ihm vorgelebte Nächstenliebe praktisch anwenden und nicht nur propagieren. Glück auf für unser berufliches Fortkommen, ein Hoch auf unsere Gesundheit und deine hoffentlich nicht zu hohe Telefonrechnung, die ich dir als Lebenshilfe, ohne Rückzahlungserwartung, beisteuern werde.« So spreche ich und ernte ein hämisches Lachen.

»Leicht zu teilen sind Frieden und Freuden, schwer wär's gemeinsam Not zu leiden, Schwester Carita. Ich für meinen Teil bin aus dem Schneider, habe gerade mein Haus verkauft, wollte nur mal prüfen, wie du deine edlen Interview-Aussagen im täglichen Lebenskampf abhandelst. ›Just to see whether you are still on your toes‹, wie mein aktueller Aufnahmeleiter, ex Tarantino-Crew, in L.A. beheimatet, zu bemerken pflegte, wenn er uns urplötzlich zur nächsten Kameraeinstellung aufforderte. Tja, drehen ist zurzeit auch angesagt«, schwadroniert er ungerührt über meinen begossenen Scheitel hinweg, und ich verspüre schmerzhaft, wie das Licht einer langen Freundschaft mangels Kerzenwachs unrettbar verlischt. »Zu unserm Papst Benedikt mit seiner ›special appearence-Aufwartung‹ in eurem Movie hätt ich noch einige Giftspritzer auf der Pfanne«, spricht er erbarmungslos weiter.

Meine Stimme zittert, mein wehes Herz muss ich jetzt in beide Hände nehmen. »Weißt du, unser Schöpfer hat uns einen freien Willen gegeben, den ich jetzt einklagen möchte. Ich bin ein altes Mädchen im Wechsel der Gezeiten und muss mir mein verbleibendes Quantum Leben nicht mehr von zynischen Menschen schmerzhaft eintrüben lassen. Außer deinem schalen Neid finde ich dieses Mal meinerseits kein Verursacherprinzip. Wir müssen uns hier und jetzt trennen, hörst du?«

Er versteht wieder mal gar nichts, denn er hat aufgelegt.

»Na dann, auf eine weitere Legislaturperiode nach dreißig Jahren Freundschaft! In Gottes Namen!

Metaterra, der kosmische Erdenwein

Erheben wir unsere Hand und betrachten sie!
Öffnen und schließen sie!
Könnte man solch ein Meister-Werkzeug selbst erschaffen?
Oder unseren ganzen Körper?
Herz, Leber, Lunge, Bewegungsapparat, Gehirn…?
Nun gar die Beseelung, die in dem Leibe wohnt,
den Geist, der alles lenkt!
Oder die Freude und Lust, welche uns am Leben halten –
könnten wir diese erschaffen?
Oder gar das Streben des Menschen nach Liebe
in dieser Welt – und über diese Welt hinaus!

Betrachten wir die Erde als ein Ganzes,
soweit wir es überhaupt vermögen.
Weit über eine Million verschiedener Arten
bevölkern unseren lebendigen Planeten,
aber nicht in einem chaotischen Durcheinander,
vielmehr wohlgeordnet, als nähme alles auf alles Bezug;
als ordne eine einzige göttliche Hand
das Dasein unzählbarer Lebenwesen!
Frei schwebt diese Erde wie eine Kugel im All,
umreist mit anderen Planeten die Sonne,
wiederum so, dass in allen Bahnen große Ordnung liegt.
Das Chaos ist der Willkür des modernen Menschen vorbehalten.
Sein Geist verhält sich gar oft wie ein Feind allen Lebens,
sogar seines eigenen.

Sonst aber herrschet in allem Lebendigen
eine wunderbare Ordnung und Harmonie,
gleichsam als läge darin eine All-Musik –
Erdbeben, Wirbelstürme oder Hagelschlag –
selbst dieses Moll dient als Balance einem Dur
des ganzen Kosmos, der All-Harmonie.
Und alles scheint ewigen Gesetzen zu folgen.
Wer schuf den Bauplan, welch ein Geist,
welch eine Schöpferhand.
Wir sollten eine höhere Macht anerkennen,
selbst wenn es unserem Hochmut widerstrebt.

Wenn die Erde aber eines Tages unterginge,
vielleicht weil die Strahlen der Sonne verlöschen,
ginge mit ihr dann alles unter?
Was Natur und Kultur hervorgebracht …
Welch einen Sinn hätte das Ganze dann gehabt?
Müsste es nicht einen Ort geben, wo sich die Früchte
und geistigen Essenzen versammeln,
fast wie Trauben in einem Weingut –
aus deren vermischtem Saft irgendwann ein neuer Wein,
vielleicht ein Jahrhundertwein, gären könnte.
Nur ein guter Winzer weiß,
wie man einen solchen Wein keltert.
Aber vielleicht existiert ja auch im All ein göttlicher
Winzer, der uns allen einen Epochenwein schafft?
Und wenn sich aller Most jetzt auch absurd gebärdet,
es wird daraus vielleicht doch einst

ein edler »Metaterra-Wein« … Hoch soll er leben.
Auf das gelebte Leben –!

David Carver (Club der toten Dichter)

Des Schicksals verborgenes Band

»Es gibt keinen Zufall, sondern nur einen Vorfall, der es auf etwas abgesehen hat.« Diesen Ausspruch meines medizinischen Lehrmeisters trage ich seit vielen Jahren ganz fest in meinem Herzen. Es gibt ja die Entscheidungsfreiheit des Menschen, von Gott nach der Vertreibung aus dem Paradies, sozusagen als Morgengabe mit auf den Lebensweg gegeben. Wir entscheiden des Morgens zwischen Tee und Kaffee, Schuhfarben und -formen, Haarwasch- und Baderitualen, immer wieder werden wir, vermeintlich Herr unserer Sinne, vor allem in erwachsenen Gestaden, von einer Entscheidung in die andere gedrängt. Flüchten oder standhalten?

Die Antwort darauf schreibt der Schicksalsfaden Ariadnes an das persönliche Firmamentfenster des Erdenbewohners, und schon vor dem Moment des Zeugungsnebels scheint dieser Faden mit einer ureigenen Lebensgeschichte verwoben zu sein. Wie frei sind wir wirklich? Vielleicht ist jede Handlung im Weltendrama schon feinstofflich determiniert, und wir haben Folge zu leisten, wie bei einem göttlichen Generalstabsplan?

»Ich glaube, wir kommen mit einem Drehbuch unter dem Arm auf die Welt, das unsere Lebensgeschichte dramaturgisch beinhaltet. Jetzt liegt es an uns, dank unserem freien Willen diese Kapitel mit offenem Herzen und Lebensmut einzulösen, was nicht jedem Menschen gegeben ist, oder die berühmte Flucht nach vorne anzutreten. Aus Angst vor dem Unbekannten verweigern wir uns sehr oft und machen die Schotten dicht.«

»Tja, Marianne, das Schicksal erzwingt sich seinen Lauf, wenn es sein muss mit Gewalt. Das Schicksal will dir nichts Unrechtes. Finde deinen ureigensten, angedachten Weg, lass in deine Gedankenwelt alles Fremde herein, was anklopft, alles Neue und Beängstigende. Setze dich damit auseinander, verdränge es nicht, damit es sich verwirklichen kann. Je reifer das Bewusstsein des Menschen ist, desto schwieriger werden seine Aufgaben, die von seiner Seele durch einen kosmischen Vertrag vielleicht schon vorab dingfest gemacht wurden.« Ich lächle vor mich hin, stehe in Warteposition an einem Stehtischchen in einem gemütlichen Berliner Café. Mein Memory Pool hat gerade, wie so oft, einen zeitlosen Ratschlag meines Mentors aus den Sechzigerjahren beigesteuert. Eine Brainstorming-Essenz, die ich nun fix dem großen kollektiven Erkenntnistopf einverleiben werde.

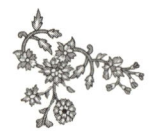

»Wollen Sie nicht Platz nehmen, gnädige Frau?«, bietet mir ein reizender Zeitgenosse eine frei gewordene Ecke an, von der aus ich nun auf das Erscheinen der Besitzerin warten kann. »Ich bin so frei, vielen Dank«, antworte ich, vertraue meine müden Knochen einem bequemen alten Lehnsessel an und ordere in einer zweiten freien Entscheidung »noch einen Cappuccino, bitte«.

Seit längerer Zeit hatte ich erfolglos versucht, den Aufenthaltsort meines Freundes und Seelenbruders Rocco aufzuspüren. Vor drei Jahren verschwand er aus meinem Lebensradius, in den er eigentlich gerade hatte wieder eintreten wollen. Jetzt war ich fündig geworden, und in ein paar Stunden würde ich ihn zur Begrüßung wieder in die Arme nehmen können. Ich hatte gehört, dass er hier im Haus wohnte und arbeitete. Seine Chefin und Freundin Kalia hatte bei unserem Telefonat versprochen, für mich und Rocco ein Wiedersehen zu organisieren. Auf meine Frage: »Wann seid ihr umgezogen, warum habt ihr euch nicht bei mir gemeldet?«, hatte ich von Kalia jedoch nur eisernes Schweigen in die Telefonmuschel projiziert bekommen.

Mein Herz krampft sich zusammen, wenn ich daran denke, dass Roccos Abtauchen nur kurz nach seinem Besuch auf meinem Bauernhof stattgefunden haben muss. Für ein paar Tage lebte er mit mir und den Tieren, schien diese Zeit unendlich zu genießen. Mit den Ziegenkindern balgte er sich, als sei er ihresgleichen, er steckte seine Nase in duftende, selbst gebundene Kräutersträuße und Heubündel.

Der lukullische Erfolg des gemeinsamen Kochens war nicht abzustreiten, unsere Kocharien uferten, wie in früheren Jahren unserer Freundschaft, in abgefahrene kleine Theatersketche aus.

Roccos Parodie der schusseligen, sexbesessenen Hausfrau Loretta, die er übrigens als sein Alter ego betrachtete, die einen stoischen Klempner um den Finger zu wickeln versuchte, der aber seinerseits dem verschlossenen Abfluss meines Ausgusses an den Kragen musste, war zum Niederknien komisch. Mit einer improvisierten Orgasmus-Arie versucht Loretta, den abweisenden Handwerker zu umgarnen. »O süße Stimme, vielwillkommener Ton der Muttersprach in einem fremden Lande«, flötet sie, gewandet in ein keckes Schürzchen samt Aufdruck ›Glad to be gay‹.

Er lachte, nahm es, Gott sei's gedankt, gelassen. Für seine tägliche Stammtischrunde hatte er allemal wieder Futter für den Gerüchtetrog auszuschütten.

»Mein Partner hat mich verlassen, Marianne, jetzt werde ich von unserer gemeinsamen besten Freundin an die Kette genommen, konstant überwacht und bevormundet. Ich bin mittellos und durch eine Lymphentzündung gesundheitlich angeschlagen, arbeite stundenweise in ihrem Büro und Restaurant, lebe auch im eigenen Apartment in ihrem Hause, wie du ja von deinen Besuchen weißt. Könnte ich mein Leben nach den fünf Trennungsjahren wieder mit dir teilen? Du lässt mich atmen, du hast mich wieder mit meiner Mutter zusammengeführt, mich ermutigt, die Brücke zu meinem Vater zu schlagen. Du erfühlst mich, sexuelle

Hintergedanken wie bei anderen Frauen, die ich als homosexueller Mann nie einlösen könnte, waren bei dir nie zu spüren. Enttäuschten Mutterprojektionen, die ich am Anfang unserer Freundschaft negativ auf dich übertrug, konntest du den Wind aus den Segeln nehmen. Meine schrecklichen, ungerechten Zornesausbrüche durften sich austoben und wurden nicht bestraft, meine Trinkexzesse, aus dem Brunnen der großen Verdurstungsängste meiner Kindheit gespeist, stellten sich nach Auflichtung dieses Traumas, nach unseren Gesprächen, von ganz alleine ein. Bitte lass mich hier einziehen, ich werde für dich kochen, mit dir reisen, dir mit Tieren und Garten zur Hand gehen. Ich will hier in deinem Ruhepol mit dir leben, bitte sag ja, Marianne«, höre ich Roccos flehentliche Stimme aus der Vergangenheit, und schon tauchen die erschrockenen Augen meiner Tochter auf dem Urgrund meiner Cappuccinotasse auf. »No go, Mami, ich liebe diesen Jungen wie einen Bruder, und das weißt du. Aber erinnere dich bitte an das tägliche Drama, das er in dein Leben brachte, nachdem ihn unsere Familie damals kostenlos für Monate nach Deutschland eingeladen hatte. Er wird dich, seelisch instabil, wie er nun mal ist, wieder und wieder aufregen, verleumden und dich deiner Lebensenergie berauben, wie gehabt!«

Nach seiner Rückreise hatte ich jahrelang nie wieder von meinem angehenden Mitbewohner und Freund gehört.

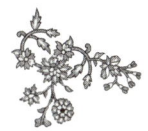

Bei der Vorstellung, meinen verschollenen Freund hier in Berlin in Bälde wieder in die Arme schließen zu können, beginnt mein Herz bis zum Hals zu klopfen. »Ein Campari mit Sekt aufgefüllt, bitte«, schlägt meine Bestellung flott beim Bartender zu Buche.

Mit einem »Es dauert noch, Madame, unsere Chefin ist busy, ihre Zeit kostbar« werde ich nach zweistündiger Wartezeit, samt Getränk, in eine abgeschiedene Sitzecke komplimentiert. Ich beschließe, der Intensität des Augenblicks zu vertrauen, und sitze Kalias kostbare Zeit weiter geduldig aus. Schließlich hat sie dem heutigen Treffen mit Rocco zugestimmt, mein Hilfsangebot nicht gleich abgewehrt. Ich merke, dass die Hoffnung auf ein gemeinsames, tolerantes Miteinander, wie wir es uns ausgemalt hatten, immer noch in mir keimt.

»Hier kann er wieder mit mir leben«, schlüpfte es mir, damals entgegen den fürsorglichen Rat meiner Tochter, leise über die Lippen, als ich Rocco in seiner letzten Nacht bei mir eine wärmende Schafdecke über den abgemagerten Körper streifte. Zärtlich umsäumten meine Kätzlein das mondbeschienene Kissen, in das sich das schlafende Antlitz eines kleinen einsamen Prinzen schmiegte, der sich im Erdenrund wohl nicht mehr zurechtfand.

Der bestellte und gelieferte, alkoholgeschwängerte Daiquiri, dem ich mich jetzt willig hingebe, versetzt mich wieder in eine losgelöste vergangene Licht-Stimmung auf dem San-Diego-Highway in Los Angeles. Was für ein berauschendes Gefühl, in

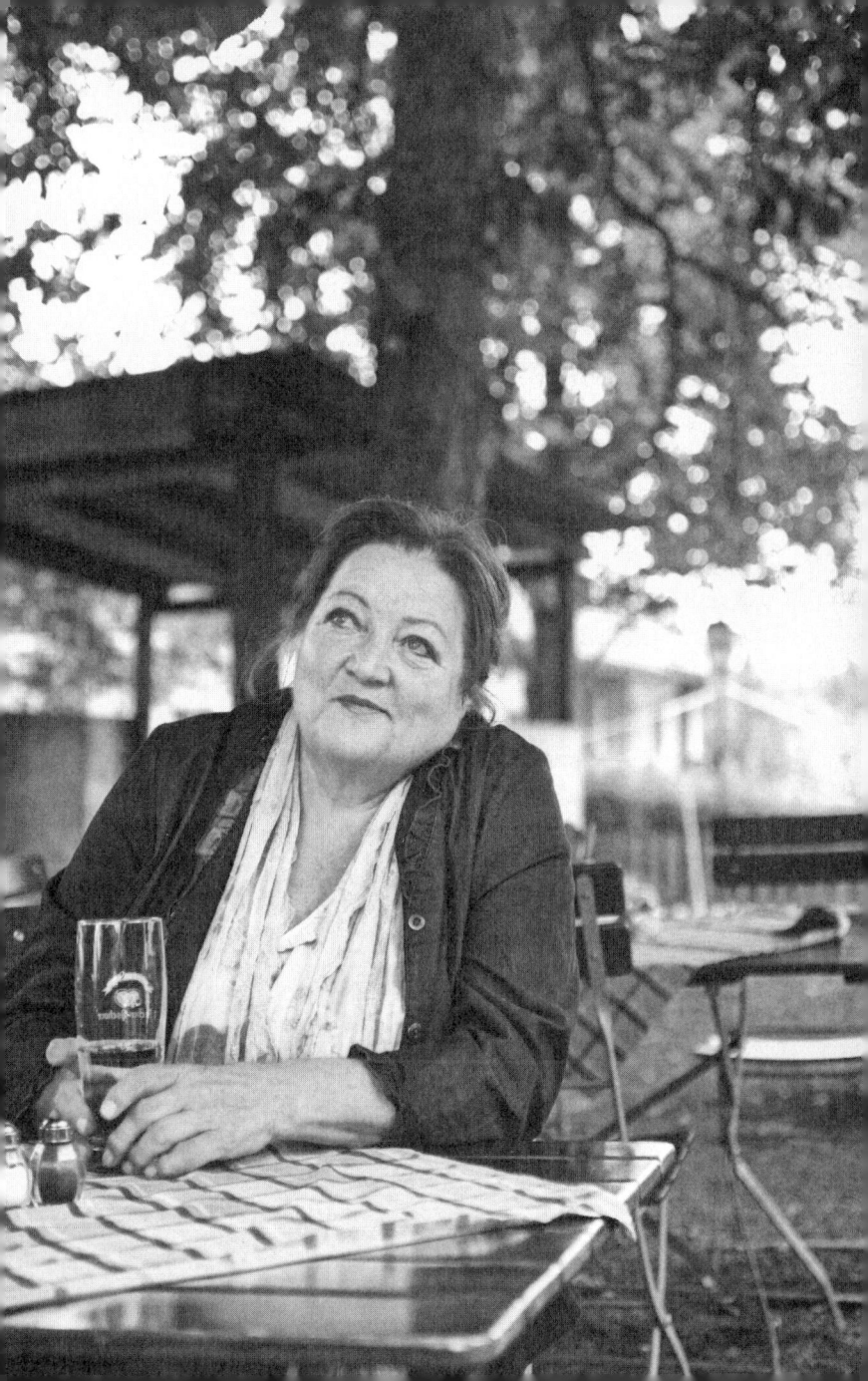

einem großen offenen Cadillac, mit Automatikschaltung, meine Fülligkeit am Steuer, Rocco relaxed den Beifahrersitz in Beschlag nehmend, in die blutrote Abendsonne hineinzufahren.

»Ich bin dein Freund in guten und in schweren Zeiten, aber nicht dein Mutterersatz, denn du hast eine Mutter«, machte ich Rocco während unserer freudevollen kommunikativen Zeit in Los Angeles klar.

Unsere erste Begegnung hatte sich in einem Blumenladen zugetragen, wo ich einen Strauß für meine unvergessliche Kollegin Kathleen Turner, meine Partnerin in dem Film *Der Rosenkrieg*, erstehen wollte. Grafiker Rocco gab zu dieser Zeit den Blumenverkäufer, es war sein letzter Arbeitstag. Ein halbes Jahr vorher hatte er mich schon im Film *Bagdad Café* als Doppelgängerin seiner Mutter Clare erkannt.

»This is my real mum, I can't believe it«, hatte er seinem Freund anvertraut. Der Schock unserer ersten Begegnung, die nun schicksalshaft drei Monate später stattfand, war elementar für ihn. Seine Gesichtsfarbe wechselte von fahler Blässe zu tiefer Röte. Beim Abschied berührte er meine Seele.

»Meine Mutter wollte mich mit fünf Jahren umbringen, das hat mir mein Bruder verraten, doch das Warum und Wie gab es nie«, vertraute sich mir Rocco in einem Sushi-Lokal am Los Angeles-Beach zaghaft an. Das war nur der Anfang einer seelenverletzenden Kindheit. Was hatte dieses hochbegabte Men-

schenkind schon alles ertragen müssen. Von seinem Vater miss-
handelt, von seiner Mutter mit fünf Jahren beinahe ums Leben
gebracht und danach verlassen. Nur sein jüngerer Bruder und
seine halbindianische Großmutter, die ihm von Zuwendungen
seiner Mutter bis zu dem verhängnisvollen Tage ihres Zusam-
menbruchs berichtete, hinterließen eine wohltuende Spiegelung
und liebevolle Erinnerungsmomente in seinem Leben.

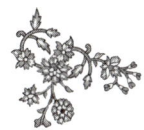

Als Gast des Chicago-Filmfestivals hatte ich in meinem Notiz-
buch eine dringliche Hausaufgabe dingfest gemacht. Freund
Rocco wurde von mir, nach einer langen Abwesenheit von
seiner Heimatstadt, zu dieser Reise eingeladen, die ihm ermöglichen würde, Mutter, Großmutter und Bruder – das war sein
Plan – und vielleicht sogar seinen Vater wiederzusehen – das
war mein tiefer Wunsch, den er nicht mal erahnen durfte.

Roccos Mom Clare, eine fanatische Verehrerin der großherzigen
Tigermamsell Jayne Mansfield, Tier-Mamma von drei kleinen
Chihuahua-Hunden, Besitzerin einer riesigen Videosammlung,
unsere Adlon-Trilogie mit eingeschlossen, lebte in unserem
Besuchsjahr 1992 mit sechsjähriger Tochter Babe in einer Wel-
fare-Sozialsiedlung außerhalb von Chicago. Das Geschenk für
Clare, ein sexy Tigerkleid, das mir für ein Amex-Fotoshooting
auf den barocken Leib geschneidert wurde, hatte sich Clare

bereits übergestreift, ihre getigerten High Heels hatten sich schon in Position gebracht. Mom Clare, Aug in Aug mit Marianne, ein gegenseitiges Spiegelbild von frappierender Ähnlichkeit – Clare visuell fast der Prototyp eines amerikanischen Vamps, Marianne Hippie-Mamma mit gärtnerischen Ambitionen. Was für eine freudige Überraschung in der Abendstunde, als Bruder John und Stiefschwester Babe mit am Tafelsrund saßen, als Clare ihr Geständnis in einem atemlosen Raum bunkern konnte. »Ja, ich wollte meinen Sohn Rocco umbringen und danach mich selbst. Ich habe ihn, in einer Phase schwerster Depression, für Tage in die Toilette gesperrt, aber Rocco hat Wasser aus der Toilettenschüssel getrunken und dadurch überlebt, so musste ich auch weiter existieren. Du bist mir wie aus dem Gesicht geschnitten, mein Sohn, so wollte ich dich nicht bei deinem schlagenden, rachsüchtigen Vater zurücklassen. Ich wollte dich mit mir in den Tod nehmen, weil ich dich so liebe, bitte verzeihe mir«, sprach's, und weinend lagen sich Mutter Clare, Rocco und die beiden Geschwister John und Babe in den Armen. Für einige Stunden verzog ich mich in eine Hamburger-Bude und ließ die Familienmitglieder alleine. Jetzt ist es raus, sie hat's gesagt. Mit dieser Wahrheit kann Rocco in Europa gut weiterleben. Der Abend gehörte wieder der anwesenden Familie. Grandma steuerte unglaublich schmerzhafte Jugenderlebnisse von Roccos Vater, dem cholerisch-grausamen Familienpatriarchen, bei. Exerzitien, durch einen gefühlsrohen Großvater bis hin zur Bewusstlosigkeit seiner vier malträtierten Jungen ausgeübt und in einer geheimnisvollen karmischen Wiederholung in die nächsten Familien transplantiert, stimmten mich nachdenklich und trieben Rocco Tränen in die Augen. Ein späteres Treffen der beiden Söhne mit dem so lange verachteten und gehassten Vater war, nach zehn Jahren Stille, von einer rückhaltlosen Aussprache gezeichnet und milderte, zurück in München, die seelischen Qualen des verlorenen Sohnes Rocco.

Bruder John stand, nach jahrelangem Schweigen, Stiefschwester Babe und Mutter Clare als guter Freund zur Seite, die Ehe der Eltern war, aufgrund des gewalttätigen Vaters, schon seit Jahren geschieden. Bruder John übernahm nach der Wiedervereinigung das Sitting seiner Schwester sowie Housekeeping, um Clare den Besuch bei Sohn Rocco im Bayernland möglich zu machen. Dieser lebte und wirkte damals schon bei seiner jetzigen Chefin und Freundin in einer Kleinstadt in der Nähe von München.

Rocco und Kalia, die beiden, die ich jetzt schon, beim zweiten Prosecco, dem dritten Espresso und einem griechischen Salatteller angelangt, seit drei Stunden, langsam verzweifelnd, erwarte.

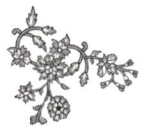

»Entschuldigung für die Wartezeit, war viel los im Büro, darf's noch ein Prosecco sein?«, klettert mir plötzlich eine bekannte Stimme den Rücken herauf, um sich mit sicherem Schwung im gegenüberliegenden Stuhl niederzulassen. Das dieser Stimme zugehörige Antlitz kenne ich, doch hatte es bei unserem Treffen vor fünf Jahren weitaus weniger graue Haare und Fältchen um den Mund. Dunkle unruhige Augen richten sich jetzt auf mich. Ein Ring zieht sich langsam über meinem Herzen zusammen. Sie wird doch ihr Versprechen einhalten, dass ich Rocco wiedersehen kann? »Wann kommt Rocco?«, stelle ich jetzt meine Frage mit rauer, aufgeregter Stimme in den Raum.

»Rocco kann heute nicht kommen, er kann auch morgen und übermorgen nicht kommen, Rocco ist von uns gegangen, tut mir schrecklich leid«, antwortet sie mit tonloser Stimme. »Ist er wieder zu seiner Familie nach Chicago zurückgekehrt?«, frage ich hoffnungsvoll. »Rocco ist vor zwei Jahren hier in seinem Apartment gestorben«, dringt eine kalte Frauenstimme in meine erstarrende Seele. »Warum hast du mich noch herbestellt, warum nichts am Telefon verraten, warum musste ich erst nach Berlin kommen? Weiß es denn seine Mutter Clare schon, die euch ja besucht hat? Was ist mit seinem Bruder, seiner Schwester, seinem Vater, mit Grandma, wo sind seine intimen Tagebücher?«, erbricht sich Frage um Frage weinend an dem steinernen Podest einer kalten Muttergöttin, deren Körper sich jetzt mit einem Ruck sichtbar versteift. »Ja, diese elenden Tagebücher waren der Beweis, dass sich Rocco vor dreieinhalb Jahren um eine Aufnahme auf deinem Bauernhof bemüht hat. Dieser mentale Kurzschluss hat sich durch Roccos darauffolgende schwere Lymphdrüsenerkrankung und unseren baldigen Umzug nach Berlin erledigt«, bemerkt die Chefin kalt, kurz und bündig.

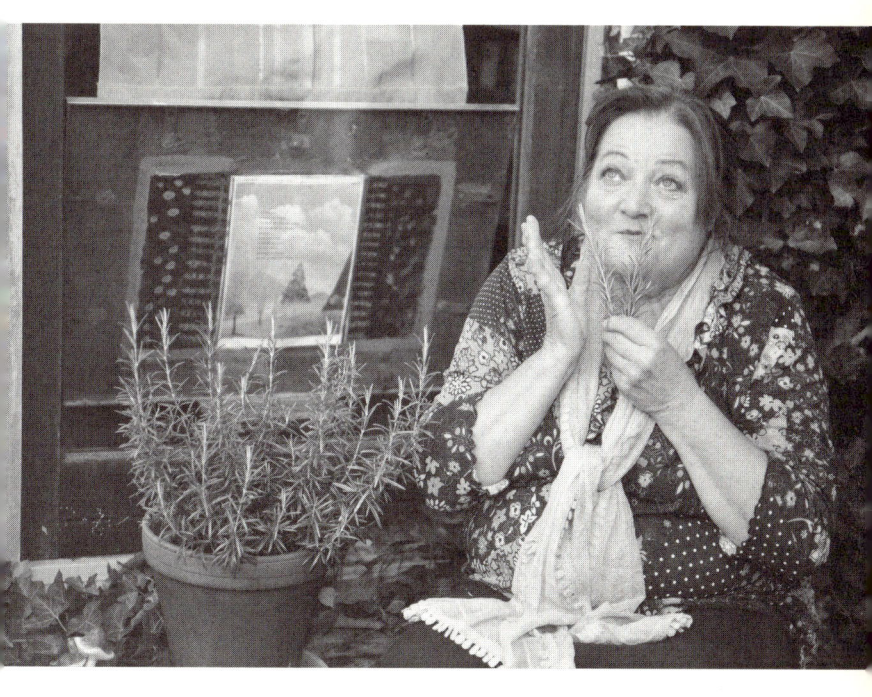

»Meine Post, wo blieb meine Post, sie kam ja nie zurück, ich muss Clare informieren, sein Grab, wo ist sein Grab, ich muss ihn dort aufsuchen«, schluchze ich in mich hinein. »Sämtliche Post wurde von mir und meinem Anwalt erledigt und auf Rat des Arztes nicht mehr an ihn ausgeliefert, Mutter und Familie auf seinen eigenen Wunsch nicht mehr informiert, was auch für dich angesagt war«, schleudert sie mir jetzt gnadenlos ins Gesicht. »Nein!«, rufe ich, »nein, das stimmt nie und nimmer, das weiß ich, das spür ich«, bricht es schreiend aus mir heraus. »Ein Grab gibt es nicht, die Amerikanische Botschaft hat die Kosten für die Verbrennung und die Kosten der Urne übernommen, deren Inhalt ich auf den Wunsch Roccos in einen Kanal gekippt habe. Das letzte halbe Jahr gab es keine medizinische Versorgung mehr, das war sein Wunsch. Er hörte auf zu essen und trank immer weniger. Nur noch ich durfte zu ihm, keine Telefonate, nur noch ich, sonst niemand«, sprach sie jetzt stoisch, wie zu sich selbst.

Was war mit seiner Seelsorge, vielleicht hätte man ihn ja mit Infusionen retten können, zieht es durch meinen schmerzenden Kopf, der die traurigen Bilder kaum mehr speichern kann. »Es fehlte ihm an nichts, wenn ich da war. Eines tut mir sehr leid, dass ich in seiner fünftägigen Sterbephase nicht bei ihm sein konnte, denn ich hatte auswärts Termine. Was für ein schöner Junge Rocco war, sein einmaliger Humor und sein scharfer Geist haben mir viel Freude gemacht. Er war halt schwul, rettungslos schwul, tun mir sehr leid, die letzten fünf Tage«, spricht sie wie ein erkalteter Roboter in die Runde und verschwindet grußlos durch ihre Bürotüre, während mich eine grenzenlose Verzweiflung überfällt. Rocco wollte doch immer eine romantische Bestattung auf dem offenen Meer, mit einer speziellen hawaiianischen Zeremonie beseelt, und er wollte bestimmt zu mir, wie wir es abgesprochen hatten. Sie lügt, ist aber dabei sehr traurig, hat ihn wohl, da er schwul war, bestimmt sehr unglücklich auf ihre eigene Art geliebt, das fühle ich.

In den letzten fünf Lebenstagen ist er verdurstet, als ob sich das missglückte Attentat seiner Mutter in seinen jungen Jahren geheimnisvoll eingelöst hätte. Clare wird sich die Augen ausweinen, ich muss sie und ihre ganze Familie vom Tod Roccos unterrichten und beichten, dass es kein Grab gibt und keine Aussegnung gegeben hat! Ich will nur noch nach Hause.

Ironie des Schicksals: Clare konnte nicht zu Roccos Gedenkfeier nach München kommen.

Mom Clare hatte sich am Todestag ihres Sohnes das Leben genommen, wie es Bruder John, der mit Grandma, Schwester und Vater unserer Einladung Folge leisten sollte, am Telefon traurig übermittelte. Zu meiner großen Erleichterung nahm auch Roccos Freundin aus Berlin meine Einladung an und kam.

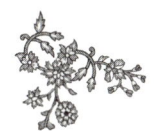

Ein tröstender Gedanke aber bleibt fort und fort,
dass Gott auch widrige und schmerzliche Schicksale nur
aus Liebe sendet, um unsere Gesinnungen zu läutern.

Wilhelm von Humboldt

Das Vöglein
Das heut lange saß
Auf dem Geäst vor meinem Haus,
Wie es so stumm zu mir geblickt
Als ob
Es trug meine Gedanken aus.

Doch hoff ich
Es flog nicht zu dir
Um zu erzählen
Was es weiß,

Ich hoff's erfror im eisigen Wald
Auf seiner viel zu weiten Reis

Anna Burchard

»Media vita in morte sumus« – mitten im Leben vom Tod umfangen

O Herr, gib jedem seinen eignen Tod.
Das Sterben, das aus jenem Leben geht,
darin er Liebe hatte, Sinn und Not.

Denn wir sind nur die Schale und das Blatt.
Der große Tod, den jeder in sich hat,
das ist die Frucht, um die sich alles dreht.

Rainer Maria Rilke

»Das ist die Frucht, um die sich alles dreht«, beende ich mit bewegter Stimme den feinsinnigen Text von Rilke für eine konzentriert lauschende Publikumsrunde, die sich für unsere lieb gewonnene Lesung »Lieder und Gedichte vom Sterben fürs Leben« im Bauch der Münchener Karmeliterkirche zusammengefunden hat.

Gleich werde ich von der schönen Stimme meines Seelenbruders und Bühnenpartners Josef Brustmann abgelöst, die das vertonte Gedicht von Joseph von Eichendorff, mit feinfühligem, gekonntem Zitterklang ummantelt, zum Besten gibt. »Die Luft ging durch die Felder, die Ähren wogten sacht, es rauschten leis die Wälder, so sternklar war die Nacht. Und meine Seele spannte weit ihre Flügel aus, flog durch die stillen Lande, als flöge sie nach Haus«, ergießt sich das berührende Lied in den voll besetzten Kirchenraum. Unser einmaliger Musiker Andy Arnold umschlängelt unsere leisen Töne und Worte so gekonnt und liebevoll mit seiner Klarinette, dass sich das Publikum von uns voll umarmt fühlt, so wird es uns nach den Vorstellungen oft übermittelt. Dieses besinnliche Programm auf leisen Sohlen, heute in München für das Hospiz der Barmherzigen Brüder auf die Beine gestellt, ist uns, nach einer überraschend erfolgreichen Spielzeit, ein Herzensanliegen geworden, ebenso die Hospiz-Bewegung, die, Gott sei's gedankt, das Bewusstsein der Menschen immer mehr erobert.

Lassen wir unsere sterbenskranken Mitmenschen nicht allein, geben wir ihnen Seelsorge und einen Ruhepunkt, damit sie ihre letzte Reise in Frieden antreten können. Durch eine palliative medizinische Behandlung ist es möglich, den Sterbenden schreckliche Schmerzen zu ersparen. In den Hospizen wird der Patient nach seiner Austherapierung keinen lebensverlängernden Maßnahmen durch Maschinen ausgesetzt und liefert nach seinem Ableben auch keine negativen Fallzahlen für die Statistik dieser Einrichtungen. Geht alles seinen geplanten Gang, erweist sich ein Hospiz auch als Forum, um sich mit den Angehörigen auszusöhnen und die letzte Reise in Ruhe und Würde anzutreten.

Es gibt noch viel zu wenig Hospizplätze, aber das Bewusstsein für diese schützende letzte Station wächst, und meine große Vision, dass jedes Menschenkind bei seinem Tod einen staatlichen Anspruch auf eine zugeteilte, kostenlose Sterbe-Hebamme aus Fleisch und Blut bekommt, steht durchaus positiv in den Sternen, denn die auszufüllenden Stellen werden in Zukunft vor allem durch Ehrenamt und privates Engagement besetzt werden. Mit einem Donnerschlag ist es unserer amtierenden Familienministerin innerhalb von ein paar Monaten gelungen, die unkluge Handlung eines Ministers, Zivildienstleistende kurzfristig auszusortieren, zu revidieren: durch den couragierten Schachzug, diese durch engagierte junge Mitglieder für ein freiwilliges soziales Jahr zu ersetzen. Es meldeten sich, als positives Symbol für unsere Zukunft, um fast viertausend Interessenten mehr, Jugendliche, alleinstehende Frauen, Rentner, als man benötigte. Davon profitierten auch die bereits bestehenden Hospize, dieser ehrenamtliche, freiwillige Dienst am Nächsten wird in unserer Zukunft selbstverständlich sein.

Es gelang mir schon öfters, für austherapierte Patienten, wie es in der Fachsprache so schön betont wird, die eiskalt nach Hause in den Schoß der ängstlichen Familie entlassen werden sollten, im Münchener Hospiz der Barmherzigen Brüder einen Platz zu bekommen. So auch freudig einem Gast geschehen, der nach unzählbaren Chemobehandlungen eines Tumors an der Speiseröhre seine Gabe zu sprechen verloren hatte. Eine Pflege, die im häuslichen Bereich durchgeführt werden sollte, hatte die Ehefrau aus Angst vor den auftretenden Erstickungsanfällen

verweigert. Im Hospiz nun konnte sie ihren langjährigen Lebens-
gefährten wissenden, guten Händen und liebevollen Herzen
anvertrauen. Ein Gästezimmer erleichterte den Wochenendbe-
such. »Hier ist alles gut, von hier aus komme ich sicher in den
Himmel oder in die Hölle, liebe Frau«, schrieb er mit einem klo-
bigen Bleistift aus seiner Schreinerwerkstatt langsam auf einen
großen Block, den ihm sein Seelsorger für die Gesprächsstun-
den mitgebracht hatte.

Die Fröhlichkeit der jungen Menschen, die ihn mit umsorgten,
tat ihm wohl, das war zu spüren. In einem Gespräch, das seine
Seele entlasten sollte, stellte sich heraus, dass er durch beleidi-
gende, schreckliche Worte, die er schon vor Jahren bei einem
Streit an seine Ehefrau gerichtet und bis zum therapeutischen
Gesprächstage rigoros ausgeblendet hatte, eine schwere Schul-
denlast in sich angesammelt hatte, die durch seine streng religiöse Erziehung noch größer wurde.

»Vor weiteren bösen Worten hast du dir durch deine Erkrankung mit Stimmverlust im Schlepptau wohl selbst einen Riegel
vorgeschoben«, meinte der Seelsorger nachsichtig und entlockte
dem Patienten nur ein stummes Nicken. »Ach, wissen S' Herr
Pfarrer, ich war auch nicht von schlechten Eltern, ich hab's meinem Mann schon gekocht, wie man so sagt, ich hab ihm aber
auch in all den Jahren unserer Ehe ganz furchtbare Beleidigungen an den Kopf geschmissen. Verzeih mir«, legt die versöhnlich
gestimmte Ehefrau jetzt auch ihr Scherflein auf die Waage, küsst
ihren Mann auf die müde Stirne, der sich plötzlich mit einem

tiefen Seufzer in die Kissen zurücklehnt. Als sie aus der Stations-
küche zurückkommt, um die tägliche Ration Kamillentee für
ihren Mann zu überbringen, hatte sich der Priester, nach einem
Gebet und einer rituellen Segnung, wieder auf den Weg zum
nächsten Sorgenkind gemacht und ihr Ehemann seinen Wan-
derstab für immer abgegeben. Nun war er nach einem Aufent-
halt von sechs Wochen im Hospiz friedlich entschlafen, was mir,
bei Erhalt dieser Nachricht durch seine dankbare Familie, eine
Glücksröte auf die Wangen zauberte. Wieder einmal war es vollbracht. Wieder einmal war ein Kind des Kosmos versöhnt in die
Arme seines Schöpfers zurückgekehrt.

Wie befreiend war es für mich, dass unsere Mama Agnes, nach
einer erschöpfenden Zeit im Krankenhaus, ihre letzten sechs
Lebenstage zu Hause mit uns zwei Töchtern verbringen durfte.
Am Tage ihres Heimgangs sah sie besonders jung aus, das Licht
um sie herum war schier spürbar. Ich öffnete das Fenster weit,
wusch mit liebevollen Gedanken ihren ganzen Körper und rieb
ihn mit einem duftenden hawaiianischen Öl ein. Mit frischem
Linnen überzog ich das ganze Bett und nahm sie fest in die
Arme. »Hier bei euch bleibe ich, nie mehr gehe ich ins Krankenhaus«, entfloh ihr mit einem wohligen Seufzer aus der Brust.
War sie die Tage vorher eher unruhig, so schien an diesem Tage
bereits eine tiefe innere Gewissheit und ein Kontakt zur anderen
Seite zu bestehen. Unsere Mama Agnes deutete nur einmal kurz
an ihre Halsschlagader, eine Einatmung, eine Ausatmung, und
schon zeichnete sich ein kleines Lächeln auf ihrem Antlitz ab.
Da spürte man kein Zaudern, keine Ängste, das gab es kein War-

ten, kein Zittern und Zagen oder Verharrenmüssen an Stationen der Sünde. Agnes durfte den Lebenstunnel rückwärts gleich bei Grün in einem Zug durchschreiten, ohne von roten Ampeln an sündhaften Hängen gestoppt zu werden. Das könnte ich spüren, denn sie lag in meinen Armen, als sie hinüberging auf die andere Seite des Jordans, wie ich es immer nenne.

Jetzt war es an der Zeit, die Kerzen aufzustellen, aus der Bibel meiner Mutter die Gebete herauszufinden, die der Seele der Reisenden klarmachen sollten, in welcher Dimension dieses Lebensabschnittes sie sich befindet. Ich fühlte eine große Kraft und Ruhe in mir, um die jetzt nötigen Dienstleistungen für meine heimgegangene Mutter liebevoll zu erledigen. Meine Schwester, mit der Situation überfordert, weinte haltlos und laut. Es gelang mir, sie zu beruhigen, und unsere laut gesprochenen, immer wiederholten Gebete in einer Rosenkranz-Meditation taten auch ihrer Seele wohl. Für ganze zwölf Stunden blieb unsere Mutter, von mir fein frisiert und bekleidet, in ihrem beschützten Heim aufgebahrt. Liebe Freunde kamen, um ihr eine letzte Aufwartung zu machen, Lieblingskater Charly hatte sich friedlich schlafend auf ihrem Bauch eingekringelt.

Siebzehn Stunden dauert es, liebe Leser, bis sich das Gehirn nach Herzstillstand in Intervallen komplett abschaltet, für das Herz- und Kreislaufsystem hat sich unser Schöpfer noch eine Zeitspanne von vierundzwanzig Stunden ausbedungen. Deshalb findet man im christlichen Religionsritual, aber auch im hinduistischen, den empfohlenen Dreitage-Turnus vor einer Einäscherung oder Beerdigung von Verstorbenen sehr ausgeprägt herausgestellt, was ja in unserer hektischen lebensverherrlichenden und den Tod negierenden Zeit kaum mehr in Erwägung gezogen wird.

Ein Joghurt-Konzern wirbt neben großen Heilungsversprechungen mit dem Slogan »Fit bis zum letzten Tag«! Tja, wenn's nur was hermacht, würde meine Mutter jetzt dazu bemerkt haben. Im täglichen Fitness-Lebensumfeld werden dafür Unfälle, Mord und Totschläge, die zum Tod führen, samt pathologischer Leichenbeschau in den täglichen Medien, TV- und Zelluloid-Friedhöfen, umso emsiger und geschäftslüsterner abgewickelt. Eine Aufbahrung der Verstorbenen in den eigenen vier Wänden und eine religiöse Abschiedszeremonie zur Erweisung der letzten Ehre waren in meiner Kindheit natürliche, angstfreie Erfahrungen und gehören für mich auch noch heute zu einem ethischen Grundkodex der menschlichen Existenz, für dessen Erfüllung ich mich nach außen hin still und leise, aber in meinem privaten Umfeld sehr stark engagiere.

»Wer Angst hat vor dem Sterben, fängt nie zu leben an«, singt Bette Midler in ihrem wunderbaren Song *The Rose*, mit dem ich unser Programm von den Sterbeliedern eröffne. »Die singt sich leicht, wahrscheinlich ist sie, was das Thema Tod, vor allem ihr eigenes Sterben und das von nahen Bezugspersonen und Tieren betrifft, genauso voller Angst wie ich und meine Tante Renate«, bemerkte meine Tochter Daniela in unserer Programmpause aufgewühlt. »Ja, wir alle waren erleichtert, dass du bei Omas Sterbestunde als Hebamme, wie du immer sagst, mit so einer

Seelenruhe reagieren und das Nötige für uns alle tun konntest und ich durch diese Erfahrung meine große Angst vor dem Sterbevorgang an sich abbauen konnte«, mischte sich nun auch Schwester Renate in den Gedankenaustausch ein. »Ja, ja antwortete ich melancholisch, »den eigenen Tod stirbt man, doch mit dem Tod der Mutter muss man leben«, was von lebendigem Kopfnicken und hörbaren Seufzern einiger Anwesender begleitet wurde.

Niemand soll ohne Begleitung sterben müssen, eine Hebamme bei der Geburt, eine Hebamme zur großen Heimreise, in staatlicher Order, kostenfrei, das ist ein großes Herzensanliegen von mir. Fangen wir einfach schon mal an im kleinen familiären Kreis unserer Angehörigen und Freunde. Hab ich jetzt WIR gesagt, insistierst du schon wieder?, würde meine Tochter jetzt bemerken. 'Tschuldigung, liebe Leser, ich meine natürlich erst mal mein Engagement. Aber nichts desto und ohne Trotz haben auch Sie noch einiges zu bedenken, um Ihre letzte Reise gut zu planen und vorzubereiten, vor allem wir Indian-Summer-Women, die wir in den Gezeiten unserer Wechseljahre schon fast zwei Drittel unseres Lebensprogrammes absolviert haben.

Finden wir heraus, wo in uns noch eine Altlast auf Versöhnung wartet, die wir einzulösen hätten. Machen wir uns auf den Jakobsweg der anderen Art, auf den Weg zu unserer inneren Einkehr. Stellen wir es uns ruhig bildhaft vor, was uns auf der jenseitigen Ebene erwarten wird. Überschlagen wir unsere Einstellung zum Glauben, überdenken wir unsere Erblasten und

-folgen. Aktualisieren wir unseren letzten Willen, überdenken wir das Thema Organspende, entscheiden wir uns für oder gegen lebensverlängernde Maßnahmen. Entwerfen wir angstlos den Ablauf unserer Bestattungszeremonie, bestimmen wir den Ort der anschließenden Abschiedsfestivität. Legen wir dafür schon frühzeitig ein Sparbuch oder eine Versicherung an, um das Geldsäckel unserer Nachkommen nicht zu schmälern. Sie sehen, da wäre mit offenen Augen einiges zu händeln.

Habe ich Sie jetzt überfordert, liebe Leser? Haben Sie Nachsicht mit meinem Anliegen, ich habe auch Nachsicht mit meiner Schwester, Tochter, Enkelin und vielen Mitmenschen, die dieses brisante Thema ganz langsam homöopathisch angehen lassen wollen. Ich habe viel Liebe und Geduld mit ihnen, denn: »Alles hat seine Zeit«, meinte schon der große Philosoph Salomon.

Schnüffele ich ab und zu in gut gehegten, alten Aufzeichnungen aus meinen Lehr- und Wanderjahren, die ich bei meinem Lehrmeister und Ganzheitsmediziner erleben durfte, elektrisieren mich immer wieder Erkenntnisse aus dieser frühen Zeit, die sich beständig in mein aktuelles Weltbild fügen. »Leben und Sterben ist wie Ein- und Ausatmen, wie Wachen und Schlafen. Und ein Pol erzwingt immer einen Gegenpol, Leben ertrutzt Sterben. Der Tod ist eine andere gegenpolare Form des Seins, gliedert sich in ein Diesseits und Jenseits und ist mit den verschiedenen Stufen der Wahrnehmung des Bewusstseins vergleichbar. Überschreitet ein Mensch die Todesschwelle und gelangt in das Jenseits, so wird für ihn plötzlich dieser Ort zum Diesseits, weil dies der neue Ort seines Aufenthaltes ist«, fand ich in einem Gesprächsprotokoll, im Jahre 1965 niedergeschrieben.

»Geburt und Tod sind letztlich das Gleiche. Was aus unserer Sicht der Tod eines Menschen ist, ist aus der Sicht des Jenseits die Geburt. Das heißt, ein Sterben im Jenseits wird gleichzeitig von uns Irdischen als Geburt eines Kindes gefeiert«, stand darunter geschrieben. Aber das waren nicht die Worte meines Lehrmeisters, so sprach mein verehrter Herr Kaplan und auch diese nicht katholisch abgesegnete Sicht der Dinge elektrisiert meine Seele immer wieder.

»Bei der Geburt eines Menschen ist das einzig Abgesicherte, dass er einmal sterben wird und dass der Tag, an dem er sterben muss, bereits geschrieben ist«, meint mein lebenskluger Nachbar Balthasar. Liebe Leser, da können wir uns doch am Ende eines geschenkten Tages alle darauf einigen.

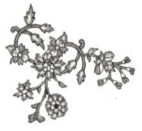

»Den seinen gibt's der Herr im Schlaf« – wer kennt diesen Ausspruch nicht, ich glaube auch daran und lebe danach. Der Schlaf ist der kleine Bruder des Todes, aber auch ein wohlgesonnener, es sei denn, die Seele muss in alptraumhaftem Szenario Ballast abwerfen, was ja auch ein reinigender Prozess ist. Es ist ratsam, die Träume, die man morgens noch im persönlichen Display abrufen kann, über einen längeren Zeitraum, vielleicht in ein kleines Traumbüchlein, zu notieren und daraus Schlüsse für das tägliche Leben zu ziehen oder ziehen zu lassen. Dabei lernt man seine ureigensten, archetypischen Bilder kennen, die uns eine Botschaft aus dem großen kosmischen Pool unseres Schöpfers vermitteln wollen, ein Geschenk von unschätzbarem Wert.

Ich gebe täglich meinem seelischen Anteil, nach einer kleinen Meditation, die noch einmal den Tagesablauf vor meinem inneren Auge heiligt und mit einem stillen Gebet, einer Fürbitte für meine Familie, Freunde und das Weltenrund endet, den Befehl, während meiner Schlaf-Zeit ungelöste Aufgaben, Fragen und Antworten für mich in Angriff zu nehmen. Nach jahrelanger Übung funktioniert es bemerkenswert gut. Versuchen Sie es doch auch einmal, liebe Leser. Es ist kostenfrei, trainiert Imaginationskraft und Gehirnzellen. Sie können sich, vor Schlafantritt, sogar einen eigenen Weckruf installieren, Sie müssen es nur laut in Auftrag geben. Bei Vorsprech-, Hochzeits- oder Gerichtsterminen verlassen Sie sich lieber auf den guten alten digitalen Erwecker, just in case, sonst geht's mir ans Krägelchen. Wie man liest, ist der gesunde, ruhige Schlaf in modernen Zeiten Mangelware geworden. Ich darf Ihnen gerade deshalb eine wunderbare Medizin der anderen Art verraten:

Schlafkissen »Sonno buona fortuna«

Das Schlafkissen, das Ihnen zu Hause, aber auch auf Reisen, z. B. im Flugzeug, nur nicht in Nähe des Piloten, ein guter Freund werden kann, ist dreißig Zentimeter breit und zwanzig Zentimeter hoch und wird aus feinem Leinen oder einem kuscheligen Samtstoff angefertigt, vielleicht nähen Sie es ja selbst? Für die aromatische, beruhigende Füllung brauchen Sie:

50 g Lavendelblüten, getrocknet	1 Zimtstange, zerkrümelt
50 g Rosenblüten, getrocknet	2 EL Koriandersamen
25 Kamillenblüten, getrocknet	1 EL Anis
25 g Hopfen, getrocknet	

Zusammenmischen, einfüllen, zunähen, aufschütteln, und Sie werden schlafen wie ein Murmeltier, versprochen!

Kurze Besuche verlängern
die Freundschaft

»Wer den Tod fürchtet, hat das Leben verloren«, kommen mir die Worte des Dichters Johann Gottfried Seume in den Sinn, während ich in stiller Andacht am Grab meines vor zwei Jahren heimgegangenen Freundes Johannes verharre. Hier in Hamburg, zu Zwecken meiner *Omamamia*-Promotionstätigkeit eingeflogen, sitze ich jetzt unter dem Schatten spendenden Weidenbaum, den ich nach seinem Wunsch pflanzen ließ. Eine kleine Holzbank offerierte mir ein Plätzchen, und ich sagte nicht nein. Die Flügel des barocken Bewacher-Engels, die zarte Risse aus rauen Winternächten aufweisen, berühren meinen mitgebrachten Strauß aus weißen Buschanemonen, von rosafarbenem Ginster und Eukalyptuszweigen wunderbar eingefasst. Das ehemals zarte Buchsbäumchen versucht mir heute mit kräftigem, bizarrem Wuchs zu imponieren, was meine mitreisende Nagelschere sogleich auf den Plan ruft.

»Mein lieber Johannes, heute habe ich, vor meinem Rückflug nach München, zwei Stunden für uns mitgebracht. Die schmu-

cke Immobilie deiner Urnen-Grabesstätte, die ich nach deinem
Ableben erwerben konnte, lässt ein Gefühl der Zufriedenheit in
mir aufsteigen. Vor zwei Jahren setztest du, zu unser aller Schrecken, deinem Leben selbst ein Ende, ohne Vorwarnung für deine
Freunde und deine Partnerin, die sich, aus Angst vor den auflau-
fenden Kosten, im Krankenhaus als deine Nachbarin ausgegeben
hatte. Damit verwirkte sie ihr Recht auf die Gestaltung deines
Bestattungsrituals, was ihr wohl nur recht war, obwohl dein gan-
zer Hausstand und alle privaten Papiere bei der Wohnungsauflö-
sung durch den städtischen Vollstreckungsbeamten – Familien-
angehörige konnten nicht dingfest gemacht werden – auf der
Strecke blieben und zu Staatseigentum mutierten. Keine leichte
Übung, einen aus dem Leben geschiedenen Hartz-IV-Hilfe-
Empfänger aus einem imposanten Stoß von Verwaltungspapie-
ren zu befreien und damit im letzten Moment eine anonyme
Ausschüttung auf einem Friedhof, ohne Eintrag in ein Friedhofs-
register oder Kondolenzbuch, zu verhindern.

Mit der Assistenz einer städtischen Angestellten, die über mein
Vorhaben, dir eine Grabesstätte zu bescheren, überrascht, aber
auch erfreut schien, kreierten wir dir zur Ehre eine würdige Zeremonie, die ich mir für jeden Erdenbürger nach seinem Ableben
wünsche. Deinen Lieblingssong *Wish You Were Here* von Pink
Floyd durften wir in der Kirche, im Kreise deiner aufgespürten
Freunde, einem Plattenspieler in Auftrag geben, die feinfühlige,
humorvolle Rede des jungen Pfarrers wollte man schier aufsau-
gen. Meine Freunde, begnadete Musiker einer Sinti-Jazz-Forma-
tion, erfüllten mit ihrer Version der Rhapsodie von Liszt einen

letzten Wunsch, der dir zu Lebzeiten, zusammen mit dem Bild der Schatten spendenden Weide, für deinen Abschied vom Erdenrund immer wieder über die Lippen gekommen war und bei seiner Erfüllung dein feinstoffliches Herz bestimmt vor Freude schimmern ließ. Aber auch der melancholische Urgrund unserer fleischlichen Herzen wurde an diesem Tag durch die außergewöhnliche Musik und die tröstlichen Worte von Himmelslicht durchdrungen, zumindest für mich kann ich das bestätigen. Einige deiner Freunde waren angetreten, dir vor der kirchlichen Aussegnung durch eine letzte Memory-Poker-Runde, die, mit freiem Stuhl für dich, auf dem Rasen des Kirchenvorplatzes veranstaltet wurde, eine liebevolle Ehrerbietung zu erweisen. Hast du sie wieder einmal abgezockt, wie du immer bemerktest, leichte Übung im alles durchdringenden, feinstofflichen Reich? Deine Lebensgefährtin war nicht unter uns in dieser schweren Stunde, leider. Sie hatte, ein paar Tage vor deiner letzten Reise, die Flucht aus deinen vier Wänden und aus deinem Leben angetreten, was zu deiner Kurzschlusshandlung, dein Lebenslicht auszulöschen, geführt haben könnte. Die volle Wahrheit kennst nur du, aber viel reden war ja nie deine Leidenschaft, dafür meine, das glich sich immer gut aus, Johannes. Während der Predigt konnte ich deine lichte Dankeschön-Umarmung verspüren, sie ganz still und dankbar annehmen, tröstend in mir wirken lassen und ganz fürsorglich, bis zum heutigen Tage, für mich behalten, obwohl ich doch alles so gerne teile, auch mitteile, wie du weißt.

Übrigens, dein Kätzchen, vom Vollstreckungsbeamten zu unserem Schreck damals schnurrdiburr beschlagnahmt, von mir einige Tage später, mit befreiendem Lächeln, aus einer Versuchsanstalt freigekauft, ist wohlauf und lebt in liebevoller Gemeinschaft mit uns auf dem Lande. Dein einmaliger Schweinekater, von einer Schweinemutter auf einem Bauernhof adoptiert und gestillt, hat im Zusammensein mit der Katzensippe begriffen, dass er ein Kater ist, der auch schon gelernt hat zu miauen, anstatt zu grunzen.

Du fehlst mir so sehr, Johannes, unsere feinfühligen Gespräche, der Gleichklang unserer Gedanken, das befreiende Lachen, das wieder einmal durch eine humorvolle Lebenssituation geboren worden war. Nur zu gerne lachten wir über uns selbst – das gefühlte Vertrauen und diese unendliche Geborgenheit in unserer einmaligen platonischen Liebschaft habe ich sonst nur im schützenden Radius meiner geliebten Mutter empfinden dürfen. Wir beide haben uns, nach Stand des Mondes und der Gezeiten, im Tagesprofil unserer Geschlechtsanwandlung, bemuttert und bevatert, und das im gegenseitigen Wechsel, das lief ja ab wie bei den Weinbergschnecken, muss ich im Nachhinein feststellen.

Unsere Freunde verstanden bei unseren verbalen Turnübungen sehr oft Bahnhof, wie sie zu bemerken pflegten. Meine Mutter Agnes, die du ja bei deinen Besuchen in unserem Matriarchatsdomizil, neben meiner Tochter und Schwester, so sehr ins Herz geschlossen hattest, segnete nicht nur seit der Kindheit die unerschöpflichen Worttiraden ihrer Tochter Marianne, auch die nicht uninteressanten Hirngespinste und verbalen Ergüsse, mit ihrem Lieblingszitat aus der Bibel: »Du sagst es!« Und die Sache war gegessen.

Bei dem Gedanken an die Umstände deines Freitods legt sich eine tiefe Traurigkeit und Einsamkeit auf meine Seele. Ich weiß, deine Freundin hatte angedroht, dich wegen deiner mehr und mehr schwermütigen Lebensgrundhaltung zu verlassen, sie war wohl selbst dahingehend sehr gefährdet, was ihre Reaktion erklären könnte. Wir hatten uns, bedingt durch meine Drehzeiten in den Vereinigten Staaten, länger nicht gesehen und gesprochen, sodass ich mir selbst kein Bild von deinem Zustand machen konnte. Zusammen mit mir, meinen Tieren und Pflanzen hättest du auf meiner Mini-Ranch einen Platz zum Leben gehabt, falls deine Freundin ihren Plan umsetzen und dich verlassen sollte. Das hatten wir in nächtelangen Gesprächen so ausgemacht. Doch deine Schicksalslinie ließ nicht mit sich handeln. Koffer und Schicksal packten deine Freundin am Schopf, und sie verließen die Wohnung gemeinsam. Am Abend darauf hatten deine gesammelten Schlaf- und Schmerztabletten ihren Auftritt, und eine bis dahin unbescholtene Plastiktüte wurde von dir zur Vollstreckerin berufen. Deine Putzfrau fand dich am nächsten Morgen atemlos darunter.

»Mausetot, heimgegangen, Johannes hat uns auf eigenen Wunsch verlassen, Marianne«, so lautete die Nachricht von deiner letzten Stunde, die mir deine Partnerin auf meinem Anrufbeantworter hinterlassen hatte. Lange Zeit versuchte ich vergeblich, deinen unsäglichen Entschluss nachzuvollziehen und merkte dabei, wie wenig du doch von deinen inneren Konflikten mit mir und den Menschen deines engsten Umfelds teilen wolltest, wahrscheinlich gar nicht konntest.

Ein kleines, rot behaartes Eichhörnchen, das es sich gerade mit ergatterter Nuss auf einer Astgabel gemütlich macht, kann mir bei meinen Schlussfolgerungen auch nicht weiterhelfen, erinnert mich aber plötzlich an die brachialen Eichhörnchen-Jagden der schießwütigen männlichen Bevölkerung im fernen Arkansas von Mittelamerika. Zwölf erlegte »Squirrels«, wie man dort die putzigen Nussliebhaber nennt, entsprechen einem bayerischen Hirschen der Kategorie Zwölfender. Die Flinkheit der Eichhörnchen erschwert wohl die Trefferquote und erhöht bei Treffern den Heldenstatus, geht es durch meinen Kopf.

»Johannes, warum tauchen jetzt, gerade hier am Platz deiner letzten Ruhe, diese Erinnerungen auf, die doch vor allem dem Patriarchat des Mittleren Westens zuzuordnen wären? Hat das mit dem Schatten deines brachialen Vaters zu tun? Meine Dreharbeiten für die dritte Percy-Adlon-Filmrolle in *Rosalie Goes Shopping*, die mir von ihm wieder auf den runden Leib geschrieben worden war, fanden in Stuttgart/Arkansas, USA, statt. Cast: Brad Davis, Judge Reinhold und all die anderen wunderbaren Schauspieler, meine sieben Filmkinder, die ich mir für diese absurde Familienstory gewünscht hatte und die bald darauf zwischen den Zeilen des Drehbuchs das Zelluloid-Weltlicht erblicken durften. An Rosalies Seite, also auch an meiner, Fahrer und Schutzpatron Johannes aus Hamburg. Hauptstadt von Arkansas war Little Rock, Domizil von Governor Bill Clinton und seinem nimmersatten Saxophon, kleiner Inside-Joke, wenn du weißt, was ich meine. Das war eine schöne Zeit, als sich damals unsere Wege trafen.

Dry country, brown bags, Coke, Sprite, Hamburger, hunting season, from cow to duck to squirrel, guns all over the day, all over the daily life, inside and outside the cars, only forbidden at the airport. Alle Warnungen der Kollegen ignorierend bat ich dich inständig, mich auf einem Fußmarsch durch die üppige, berauschende Natur zu begleiten, und schon nach kurzer Zeit pfiffen einige scharfe Schüsse an unseren Konterfeis vorbei.

»Schießwütig, genauso bekloppt wie mein Stiefvater«, kam aus deinem Mund, und die Ausdünstung dieser Worte stülpte sich wie eine dunkle Wolke über deine Stirne, während wir uns geistesgegenwärtig auf den Boden warfen, um dem Kugelhagel zu entgehen. »Haben wohl gedacht, ein ausgebüxtes Rhinozeros samt Wärter vor der Linse gehabt zu haben«, scherzte ich kleinlaut, denn schnell hatte ich den Ernst der Lage in this part of the United States geschnallt, Waffenbesitz und seine tägliche Anwendung. Ich hatte begriffen, warum mich meine Freunde aus Kalifornien in der Midwest-Zone nicht besuchen wollten.

Eingekehrt hinter den Schutzwall eines einladenden kleinen Lokals, das sich im Besitz einer kreolischen Familie befand, gab es bei einer herrlich duftenden Hühnersuppe mit Ingwer und Kokosmilch deine Vergebung, nach kleinlauter Entschuldigung für mein gedankenloses Ansinnen, dich auf diese gefährliche Fährte gelockt zu haben. Ein zahnloser Einheimischer berichtete uns von Indianern auf heißen Sohlen, die so lange neben ihren eigenen Pferden herliefen, bis sie wahrnahmen, dass die feindlichen Soldaten auf dem Rücken ihrer Pferde ritten, und diese Alternative künftig zu ihrem Nutzen umzusetzen wussten. War das wahr oder Jägerlatein?, hinterfragte ich diese Geschichte, während wir uns zwischen alten Grabsteinen eines Friedhofs aus der Zeit des Civil War bewegten. Dieses Gelände, über zwei Hektar groß, wurde während der sechswöchigen Drehzeit zu meinem erkorenen Refugium. Diese schussfreie Zone erlebte meine Spaziergänge, Sonnenanbetungen und die Picknicks unseres Teams, das entdeckte Lokal mit feinstem Cajun-Food und den liebevollen Besitzern erfuhr durch unsere hungrige Truppe einen Boom der besonderen Art. Bis zu dreißig Meilen legten wir täglich nach Drehschluss zurück, um uns in die Teller mit den herrlich gewürzten kreolischen Speisen zu stürzen. Das Wasser läuft mir jetzt noch im Munde zusammen, geht ja leider bei dir nicht mehr. ’Tschuldigung, Johannes!

Was für ein sicheres Gefühl, von dir morgens mit offenem Jeep abgeholt und wohlbehalten zum Drehort gebracht zu werden. Du mein großer Seelenbruder mit den stahlblauen Augen, deinem muskulösen und doch so feingliedrigen Körper, umflort von einer tiefen inneren Ruhe, die mir quirligem Weibsbild so wohltat, die ich aber heute noch einmal anders zu deuten wüsste. Das Aufblinken der stillen Trauer in deinen Augen war mir nicht entgangen, als ich mein Auge zum ersten Mal auf das Foto deiner aparten Lebensgefährtin werfen durfte und sie bei ihrer Stippvisite am Drehort auch persönlich zu Gesicht bekam. Johannes, dein spontanes, frisches Lachen hatte sich während dieser Zeit hinter sorgenvolle Stirnfalten verzogen, die ich so gar nicht kannte.

Wie kühl es mir plötzlich ums Herz weht, wenn ich an unseren letzten Arbeitstag denke, verbrämt mit den zischenden Lauten, die aus dem Mund deiner Gefährtin bei unserer Abschiedsparty dein hilfloses Ohr malträtierten. Flackernde Augenblitze wurden mit schmallippig aufbereitetem Wortgeschwader einer selbst ernannten Cleopatra in die abgetakelte Arena eines streitmüden Cäsars geschleudert. Insistierende Wiederholungen zeigten keine Wirkung, wurden plötzlich von deinem heftigen Aufschrei und dem Niedersausen deiner Faust auf den Tisch, deinem Aufspringen und einem schreienden Weglaufen gestoppt. Was mag sie nur aus ihrer Reizwort-Schatulle ausgepackt haben, wenn ich es nur wüsste, oder lieber doch nicht. Furios lief die Gladiatorin mit ihrem messerscharfen Schwert der Sprache hinter dir her, und am nächsten Tag wart ihr beide nicht mehr gesehen. Johannes, du hattest dich ohne Verabschiedung vom Acker gemacht. Traurig saß ich im Flieger Richtung Germany, du warst nicht mit an Bord, was war passiert?

Um meine Traurigkeit zu übertönen, ließ ich auf dem Nachtflug Bilder meiner Erinnerung an uns aufsteigen. Die arrangierte Drehaktion mit Brad Davis, Judge Reinhold und uns beiden, in der du als Kameramann, Kamera ohne eingelegtem Film, fungiertest, um unsere getürkte Szene »Die drei von der Tankstelle« zu filmen, die zur Errettung von zehn Gebäuden in der Einkaufsstraße eines Ortes namens Dufallsbluff dienen sollte. Wie sicher wir uns waren, das zu schaffen, während sich, am drehfreien Tag, der Rest des Teams zum Mississippi-River aufgemacht hatte, um ein Grillfest zu feiern. Die Beamten des privaten Gebäudeschutzes nahmen nicht nur unsere mitgebrachte Unterschriftsliste wahr, sie nahmen es uns auch ab, dass man bei der späteren Premiere des Films in Little Rock durch den Abriss der gefilmten, jetzt aber fehlenden Gebäudetrakte in einen peinlichen Erklärungsnotstand gelangen würde. Wie glücklich waren wir, dass der Denkmalschutz griff, der Abriss gestoppt wurde und alle Hausbesitzer und Mieter nach unserer Aktion Geld von einer privaten Organisation bekamen, um ihre Häuser selbst zu renovieren. Wir wurden Ehrenmitglieder, mit Urkunde, der kleinen Stadt Dufallsbluff, Arkansas, USA. Das Erinnerungsfoto, auf dem wir alle um die Wette strahlen, lasse ich dir hier, mit einem gefüllten Schnupftabak-Döschen und einem Fläschchen feinstem Kräuterlikör, das lieben die Trolle und Faune, wenn sie des Nachts dein Grab bewachen.

Gerade hat das zweite Eichhörnchen seinen Platz neben dem ersten Rotschopf eingenommen. Du, da bahnt sich was an, man raschelt und kuschelt, beobachtet uns mit wachen Äugelein. Ich genieße die Nähe dieser putzigen Tiere und fühle mich in diesem Moment ganz stark mit deiner Seele verbunden, mein unvergessener Freund.

»Gott behüte dich, mein Herzensprinz, deine letzte Ruhestätte habe ich heute für weitere zehn Jahre verlängert, auf Wiedersprechen in Bälde.« Flugs verschwinde ich fröstelnd im wartenden, warmen Taxibauch.

»Umsonst ist nur der Tod«, sagt da der Volksmund so naseweis! Ja, ja, von wegen, erstens kostet er das Leben, und zweitens sind danach noch ein Haufen Unkosten damit verbunden! Der Tod zahlt alle Schulden, sagt der Volksmund, aber leider nur die Schulden des Verstorbenen!

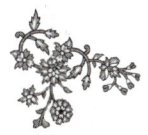

Lasset den Himmel hoch oben
Und die Hölle in Ruh
Wollet die unerbittlichen Nächte loben
Den Leib und die abgelaufenen Schuh

Kommen die Nöte zuhauf
Nehmet den Mund voll Melancholie
Niemand steht für euch auf
Niemand und nie

Leget das Haupt in die Hand
Wenn ihr verletzt und verlassen seid
Lobet die Uhren aus Sand
Lobet den Gott Gelassenheit

Achtet das Brot und den Wein
Trachtet nicht nur nach Gewinn
Seht es weiß keiner von eurem Gebein
Woher und wohin

Lasset den Wald und das Gras
Öffentlich mit euch sprechen
Lobet den täglichen Spaß
Und das tägliche Kopfzerbrechen

Strecket den Leib nach der Decke
Damit ihr so schnell nicht zu fassen seid
Lobet die Wurzel den Wurm und die Schnecke
Lobet den Gott Gelassenheit

Hanns Dieter Hüsch

Coras Tagwerk

Gegen zehn Uhr morgens, der Hahn hat schon dreimal gekräht, befehligt ein silbernes Glöckchen die Kammerzofe an das seidendrapierte Himmelbett von Madame. Vollmundige Schokolade, mit einem kleinen Schuss Grand Marnier veredelt, wird in einem fragilen chinesischen Tässchen Serviert und konsumiert, und bald sinkt man in die aufgewühlten Kissen zurück.

Kaum hat die Turmuhr ihre zwölf Schläge termingerecht abgeliefert, wagt sich die kleine Silberne-Glöckchen-Schwester, mit wuseligem Coiffeur im Schlepptau, zum zweiten Rapport an das zerwühlte Lager von Madame, um nun die kleine Morgentoilette zu zelebrieren. Schwerblütige Moschus- und Patschulidüfte hängen an der Decke, das kristalline Tischchen des Boudoirs biegt sich unter einer Fülle von Cremepöttchen, Schminkdosen, Parfümflacons, Brauenstiften, Wimpernpinseln, Nagellacken, Puderquasten, während die Haare der Hausdame, mit verschämten ersten Grautönen durchzogen, gebürstet und hochgesteckt werden. Wimpern klimpern tuschig, Fußnägel zieren sich frisch gelackt, während ein zartes Rebhuhnkeulchen in Mandelummantelung, von perlendem Champagner umworben, in ein kleines blutrot geschminktes Göschchen hinabtaucht. Auf einem silbernen Tablett offeriert ein gut geölter Lakai mit befreitem Oberkörper das Neueste der Journaille mit den gepfefferten Klatschspalten. Madame langweilt sich im Blätterwald, ihr ganzes Interesse dient dazu, Huldigungen an die eigene Persona entgegenzunehmen. Die tägliche Post strotzt vor glühenden Liebesbriefen, die auf Wunsch der Hausherrin von Kammerzofe Juliette vorgelesen werden. Süffisant von Satz zu Satz entblättert, ziehen sich die Depeschen, nach gehöriger Abfuhr durch die Angebetete, gekränkt zurück.

Nach einem Mittagsschläfchen von Madame auf der eleganten Chaiselongue des Salons, steht nun »Grande toilette« auf dem Tagesplan. Eine bemühte Assistentin zaubert mit Gaze, Seide, Samt und Juwelen eine Göttin hervor.

Gegen achtzehn Uhr fährt eine vierspännige Equipage vor, um Madame, mit einem Schatten spendenden Florentinerhut ausgestattet, in das angesagte Pariser Feinschmeckerlokal Maison d'Or zu kutschieren. In einem sichtgeschützten, schummrigen Separee des Restaurants wartet ein hochgeehrter, fürstlicher Ehemann auf eine seiner Geliebten. Hurtig begibt sich die heutige Auserkorene in das Separee, und ihre atemberaubende Schönheit hinterlässt bei den anwesenden Gästen Staunen und Entzücken. Erlesener Wein und frische Austern eröffnen im Separee einen sinnlichen Reigen, der von raffinierten Liebesdiensten einer Erfahrenen noch gekrönt wird. Ein paar Stunden später wird im Hotel des ägyptischen Fürsten Kara Mustapha ein rauschender Empfang ausgerichtet, dessen intimes Mitternachts-Souper mit Hummersuppe »Bisque de Homard«, geschmortem Rebhuhn »Perdrix Braisée«, Weinbergschnecken auf Burgunder Art »Escargots Bourguignonnes«, und Aprikosentörtchen »Tarte aux Abricots«, um nur einige der delikaten Schlemmereien zu nennen, auftrumpft. Die dargereichten Speisen lassen den exzellenten Geschmack des Gastgebers, Fürst Galitzin erahnen, der zu später Stunde ebenfalls mit den Liebesdiensten der berühmten Kurtisane Lorette Cora Pearl, unserer Madame Cora, rechnet. Der Sinn steht ihr heute nicht mehr nach sexuellen Verlustierungen, erotische Konversation der anzüglichen Art wird von Meisterin Madame Cora, zur pervertierten Sinnesanregung der versammelten Herrenriege, partout nicht ausgeschlossen. Diese exzentrische Dame flaniert, amüsiert, intrigiert, lebt und verlustiert sich als eine der begehrtesten Kurtisanen, im Zeitenfenster des Jahres 1911, im lasterhaften Bauch des sündigen Paris. Madame Cora wird hofiert, begehrt und feinstens honoriert, und das noch weit, weit nach ihrem fünfzigsten Geburtstag. Ab diesem Tag hatte Madame ihre personifizierte Zeitenwende angesagt und hinfort ihre Geburtstage verjüngend zurückgespult.

Der heutige Liebesdienst, als Luxus-Beilage zum Nachtisch des ersten Soupers addiert, wurde diskret mit zehntausend Goldfrancs honoriert, war auf eine halbe Stunde begrenzt, dramaturgisch durch Raffinesse und Erfahrung einer großen Wissenden gelenkt. Hitzewallungen, von den Zonen eines feurigen Klimakteriums gespeist, steuerten bereitwillig ihre Dienste bei und erwiesen sich als Madames hitzige Kumpane. In den Stunden des Müßiggangs, die in den angesagten Salons der Stadt verloren werden, ergießen sich Madames klimakterische Stimmungsschwankungen in kapriziösen, streitlustigen Diskussionen von intelligenter Schärfe. Madame Cora lebt mit Schoßhündchen Caprice alleine in feudalstem Apartment im zweiten Arrondissement, alle Verwandten, die sie als junges Geschöpf in ihrer englischen Heimat zurücklassen musste, haben schon lange das Zeitliche gesegnet, sie wird ihrer Wahlheimat Paris nie mehr den Rücken kehren. Ihr Kinderwunsch musste schon in frühen Jahren im Keime ersticken. Er wurde der Karriere einer heißbegehrten Kurtisane geopfert, die, nach dem Verlassen ihrer hitzeumflorten Klimazonen, auch im höheren Alter begehrt und von Erfolg verwöhnt worden war.

Liebe Leserinnen und Leser, in Archiven meiner Pariser Freunde fand ich Unterlagen über das Leben der außergewöhnlichen Kurtisane Madame Cora, einer Meisterin ihres Fachs, der es gelang, wie beispielsweise Madame Pompadour, der Kurtisane von Ludwig XV., den Lebensabschnitt der Wechseljahre so beherzt und raffiniert in ihr exklusives Dasein mit einzubeziehen, ohne ironische Ressentiments der Gesellschaft einstecken zu müssen. Darf ich Ihnen eine intime Delikatesse aus ihren Tagebüchern ins Ohr flüstern? Das wäre jetzt ein Ratschlag für die weiblichen Leserinnen, sorry, meine Herren, einmal weghören, bitte!

Meine Damen, sollten Sie gewillt sein, sich jetzt, oder auch später, in Ihren verhütungsbefreiten Jahren noch freudig sexuell zu verlustieren, verrate ich Ihnen jetzt einen heißen Tipp. Um die festen Kavaliere bei Bedarf hörig zu machen, befestigte Madame Cora ein Läppchen, getränkt mit dem eigenen Liebesschweiß und dem des Umgarnten im Inneren ihres Büstenhalters. Und jetzt aufmerken! Eine Muskatnuss schickte sie erst drei Mal im Ganzen durch ihren Leib, wenn Sie wissen, was ich meine, um sie dann im Mörser zu pulverisieren und dem abtrünnigen Partner beim Liebesakt heimlich auf den Scheitel des Hauptes zu streuen.

Ja, wenn's dann mal hilft. Gott sei Dank bin ich seit einem langjährigen zölibatären Singledasein nicht mehr auf diese abgefahrenen Ratschläge erpicht, möchte sie euch aber nicht vorenthalten, meine heißen Schwestern.

»Willst du die Inbesitznahme deiner Fürsten mit Haut und Haar, rate ich dir, ihm bei euren Liebesspielen unbemerkt genug Haare abzuschneiden, um dir daraus einen tragbaren Armreif zu flechten«, wurde Madame Cora von einer amtierenden Hexe listig ans lotterige Herz gelegt und fiel bestimmt auf fruchtbaren Boden.

Ja, Madame und die feinen hochgestellten Damen der illustren Gesellschaft wussten über Jahrhunderte auf den Theaterbühnen eines inszenierten, hochkarätigen Lebensstils die natürlichen Stressfaktoren ihrer Wechseljahre geschickt zu tarnen und dramaturgisch listig in ihre feudalen Lebensabläufe einzuschleusen.

Die unvergessenen Trümmerfrauen, die nach Kriegsende den Karren selbstlos für uns aus dem Dreck zogen, Frauen aus der Arbeiterklasse wie meine Mutter, die als Zugehfrau anfing und später die Nähstube in einem Krankenhaus leitete, waren, vor allem nach den schrecklichen Kriegsjahren und einem ausgefüllten Frauenalltag, der Berufs- und Haushaltsaufgaben in Einklang bringen musste, so stark in den fordernden Alltag eingespannt, dass der schrittweise Übergang in die herbstlichen Lebensgefilde eines selbst bestimmten Indian Summer für diese Frauen viel konfliktfreier vonstattenging.

Da hieß es, nach getaner Arbeit zu Hause noch den Kochherd anzuschmeißen und hurtig ein warmes Abendessen für den Angetrauten und uns Kinder herbeizuzaubern. Hitzewallungen wurden bei grober Arbeit der Trümmerfrauen und einer täglichen anstrengenden Radfahrtour auf dem Nachhauseweg meiner Mutter gleich sinnvoll eingebettet, sich von Kinderwünschen zu verabschieden fiel nur zu leicht, Küchenmeister Schmalhans war's auch nur recht.

Heute erleben viele Frauen diese Übergangszeit schon viel bewusster und aufgeklärter, beginnen diesen schwierigen Zeitabschnitt auch mit homöopathischen Mitteln und stellen sich bewusst auf eine natürlichere Lebensweise ein.

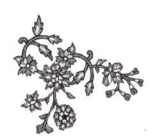

Hosianna für Marianna

Huuuuch!!!!!
Ich schwitze, und mir wird heiß
und kein Mann ist weit und breit!
schade … oder nicht?
ich schriebe vielleicht
nicht mal dieses Gedicht,
was will der Schöpfer mir
wohl damit sagen?
Vielleicht sollte ich
noch einmal etwas wagen?
Begehren soll ich
diesmal mich
begehrt sein … ja,
das kenne ich
im Schweiße meines Angesichts
der Schweiß aus allen Poren bricht,
ich treibe mein Begehren raus,
für Mane, Michi, Ludwig, Klaus
für Lisa, Susi und Marianna
hob i jetzt Zeit, sing hosianna!!!

Michaela Dietl

Liebe Marianne,

aber ja – prima Klimakterium!

Wechsel auf allen Ebenen – so kann ich meine Wechseljahre beschreiben. Meine körperlichen Symptome hielten sich absolut in Grenzen – ich beschloss, sie, so gut es eben ging, zu ignorieren. Du kannst Dir ja denken, dass ich als »Spätgebärende« noch sehr gefordert war, ich zählte ja schon 41 Lenze, als ich die letzte meiner drei wunderbaren Töchter zur Welt gebracht hatte. Ja, sie hielten mich auf Trab, und das Leben war wunderbar.

Mit fünfzig Jahren beschloss ich, keine Menstruation mehr haben zu wollen, und was soll ich sagen: Schlagartig ab meinem Geburtstag war Schluss mit den Blutungen. Und wenn's mir mal etwas warm wurde (so richtige Hitzen hatte ich nie), trank ich Schafgarben- und Frauenmanteltee. Mehr war nicht!

Aber plötzlich stand die Welt auf dem Kopf. Es war die Krankheit meiner Mutter, die alles veränderte. Parkinson und Alzheimer! Wir lebten im gleichen Haus, und glaub mir, diese Zeit brachte mich immer wieder an meine Grenzen. Es war wirklich eine jahrelange Zeit der Prüfungen für mich und meine Familie.

Als meine Mutter eines Tages so ruhig in ihrem Sessel saß, sagte ich zu ihr: »Gell, Mama, wenn du auf der anderen Seite drüben bist, dann versuche doch bitte, mir ein Zeichen zu geben!«

Ein etwas heiseres »Jaja« war die Antwort.

Und was soll ich sagen: Kurz darauf wurde sie von ihrem jahrelangen Leiden erlöst, an einem sonnigen Tag im Mai. Sie starb daheim, im Kreise ihrer Töchter und Enkeltöchter.

Als sie im Sarg hinausgetragen wurde, konnte ich diesen schnellen Abschied schier nicht ertragen, und so wurde der Sarg auf meinen Wunsch hin vor unserem Garten nochmals abgestellt und geöffnet. So schön lag sie da, die Mama, die wunderbare Frau, die selbst so viel Leid in ihrem Leben erdulden musste. Nun hatte sie ihre Ruhe. Nachbarskinder kamen und streichelten ihr übers Haar, meine Töchter legten ihr noch kleine Brieflein und Blumen in die Arme. Nach diesem Abschied konnte sie auf ihre letzte Reise gehen.

Zehn Tage nach ihrer Beisetzung saß ich mit meinem Mann in ihrer Stube – da flog eine Schwalbe zur Balkontür herein, drehte eine Runde und flog wieder hinaus. Für mich war dies eine eindeutige Botschaft.

Also, das muss ich schon sagen, die jahrelange Zeit der Pflege hat mich unendlich geschlaucht. Liebe Marianne, du weißt es ja selber, wie so was ist.

Unsere Ehe stand mehr als einmal auf der Kippe. Mein nicht kaputt zu machender Optimismus und meine wunderbaren Töchter waren (und sind immer noch) mein Lebenselixier.

Und doch erfüllte mich am Ende ein demütiger, zufriedener Stolz. Meine Mutter musste nicht ins Heim und konnte in ihrer gewohnten Umgebung gepflegt werden und sterben.

Ich wusste, ich hatte alles gegeben und getan, was möglich war!

So ging ich nicht nur durch mein Klimakterium, sondern absolvierte einen Reifeprozess, der mich wachsen ließ. Was sind schon ein paar Falten mehr? Was, wenn die Haut nicht mehr so straff ist wie vor ein paar Jahren? Bedeutungslos – im Gegensatz zum wahren Leben. So schnell haut mich kein Sturm mehr um, und ich spüre, dass ich am Ende meiner Wechseljahre immer noch eine Vollblutfrau bin – mehr denn je.

Man darf es mir ansehen, dass ich schon viel erlebt und eine gewisse Reife erlangt habe. Ich will nicht hochmütig sein, nein, dankbar bin ich, und es gibt viele Tage, an denen könnte ich die ganze Welt umarmen. Da quillt die Liebe aus meinem Herzen, und ich schicke sie in den Kosmos.

Auch dass es Dich gibt, Du wunderbare Marianne, Du Groß-artige! Dich kennen zu dürfen, ist ein Geschenk des Himmels. DAS LEBEN IST SCHÖN!

Sei umarmt,

Deine Cornelia Beßler

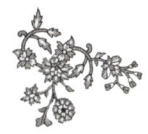

Patrizia Moresco: Hormone

Ich bin jetzt nu mal in dem Alter, wo der Geburtstagskuchen unter der Anzahl der Kerzen kollabiert. Das ist mir aber völlig egal, weil ich es mit Geburtstagen halte wie mit einem guten Wein: Nach dem sechsten Glas hörst du auf zu zählen.

Das Einzige, was nervt, kaum bist du durch die pubertäre Baugrube durch, zack, wirst du gebeutelt vom PMS-Syndrom, gerade mal davon erholt, steckst du schon im nächsten hormonellen Supergau, den Wechseljahren! Und die brauchst du wie einen Aschenbecher auf dem Motorrad!

Da stehe ich am helllichten Tag und heule wie ein Schlosshund, nur weil ich mitansehe, wie jemand seine Hecke schneidet: »Diese arme Hecke, brutal beschnitten von einem perversen Gartenfundamentalisten, Hiiilfe, kann jemand die Heckennothilfe rufen…«

Da bleibt nur eines, tief durchatmen, entspannen, *Ommmnibuddharamagedönsentra* und wissen, das sind nur die Hormone! Diese kleinen, bösen Hormon-Vampire nisten sich in unsere Körper ein, manipulieren unser Gehirn, rauben unsere Fruchtbarkeit und stehlen unser Blut. Und das kleine Bett der Fruchtbarkeit, das sich Monat für Monat in meinem Unterich, der Gebärmutter, eingenistet hat, fröhlich und geduldig wartend auf den einen, kleinen, silbernen Spermaprinzen, vorbei, dahin.

Aber Freunde, wir schreiben das Jahr 2012, in Kürze sind wir in der Überzahl, das Klimakterium schlägt zurück.

Stellt euch mal vor, derzeit stecken 33 Millionen Deutsche mitten in den Wechseljahren.

Kein Wunder hatten wir dieses Jahr den heißesten Winter, wir sind schuld an der Erderwärmung. Da ist es doch klar, dass wir Depressionen haben.

Fragt sich nur, sind es die Hormone, oder ist es der tägliche Wahn, dem wir uns ausliefern? Allein wenn ich die Zeitung aufschlage oder den Fernseher anmache, eine Katastrophe jagt die andere. Ich komm mit meinen Panikattacken gar nicht mehr hinterher.

Statt zu schlafen, wälze ich mich im Bett und malträtiere meine Beißschiene.

Wie bitte kann ich den Klimawandel aufhalten, wenn mir selber der Arsch auf Grundeis geht?

Nur die wirkliche Bedrohung unserer Zeit ist ein Tabuthema, Kanzlerschaft und Menopause!

Alle reden von einem politischen Reformstau, ich würde sagen, die Regierung steckt im Hormonstau. All die Versprechen, die unsere Kanzlerin macht, nichts davon passiert, typisches Wechseljahrephänomen – Vergesslichkeit: »Wo bin ich, was bin ich, wer bin ich, bin ich überhaupt, ich regiere, also bin ich.« Und die heißen ja nicht umsonst Wechseljahre.

Ein Mann nach dem anderen verabschiedet sich von ihrer Seite bis auf den letzten. Der hat ewig gebraucht, bis er kapiert hat, dass er gehen soll, unser ehemaliger Bundesazubi, im Schloss Bellevue, aber ich sag mal, wer hoch klettert, zeigt viel Arsch!

Und der darf ja heutzutage nur noch ganz klein sein.

Da zappst du weiter, willst dich endlich entspannen und wirst indoktriniert mit: Nur die ewige Jugend zählt!

Unfassbar, die Ikone des 21. Jahrhunderts ist immer noch Barbie.

Egal, wohin man schaut, überall aufgespritzte, abgesaugte Livingdolls mit Einkaufstaschen voller Designerware und einem IQ von einem Dampfbügeleisen. Ihr kulinarisches Highlight besteht daraus, morgens die Frühstücksschüssel mit einem Cornflake auszureiben.

Die Mädchen sind doch so dünn, man fragt sich, wo bitte haben die ihre Organe, in der Handtasche? Das Gute ist, für ihren Pyjama braucht es nur einen Streifen.

Aber ich nehme mal an, wenn Mutter Natur es gewollt hätte, dass unser Skelett sichtbar ist, hätte sie es nach außen gebaut.

Und was der Schönheitschirurg nicht hinkriegt, erledigt der Grafiker. Da wird doch selbst an Naturschönheiten so lange rumretuschiert, bis man gar nicht mehr erkennt, wer da so schön ist. Was soll das, kein Mensch ist perfekt gebaut, niemand, außer Penélope Cruz und mir.

Und wenn mir Frauen wie Nicole Kidman in der *Elle* Mut zum »natürlichen Altern« machen, krieg ich einen Lachkrampf. Im Vergleich zu ihr strahlt doch mein Wandschrank mehr Natürlichkeit aus, und der ist furniert.

Mit zwanzig bestimmt die Natur, welches Gesicht du hast, mit fünfzig bestimmst du, welches Gesicht du verdienst.

Und mal ehrlich, nicht die Falten sind das Problem, sondern der Verlust dieser wundervollen Naivität, mit der wir früher vollkommen angstfrei in die Dinge hineingestolpert sind. Wie sonst hätte ich diesen Beruf wählen können, heute würde ich Scheidungsanwältin werden, das ist krisensicher, oder Politikerin. Aber der Stress, morgens zwei Gesichter zu schminken.

Aber der größte Witz ist, wir sollen jetzt bis siebenundsechzig arbeiten, für die meisten überhaupt kein Problem, nur versuch mal einen Job zu bekommen jenseits der fünfzig, da bist du doch selbst als Leichenbestatter zu alt. Manchmal könnte ich so was von aus der Haut fahren, kann aber nicht, ich habe ja lebenslänglich. Wie heißt es so schön, dein Körper ist dein Tempel und meiner ein Seniorenknast!

Und dann meint auch noch mein Therapeut: »Patrizia, das Leben ist vielleicht nicht für jeden gedacht.«

Stimmt, ich sollte einfach an die Steilküste fahren und runterspringen, dann bin ich aufgeräumt, mache keine Sauerei, gebe mich zurück zur Mutter Natur, und alles bleibt schön im Fluss, *Ommmnibuddharamagedönsentra.*«

Egal, wie zynisch man wird, es ist doch unmöglich mitzuhalten.

Ich war ja gewillt, mir das Buch *Die Kraft des positiven Denkens* zu kaufen. Aber dann habe ich mir gedacht, was bringt's?

Und dann noch mein Mann: »Entspann dich, Liebes, das sind nur die Wechseljahre.«

Ich in den Wechseljahren? Wie kommt er denn darauf, nur weil ich nachts das Bett in einen Ozean verwandele und er mit Schwimmflügelchen schläft?

Ihr Lieben, Wechsel bedeutet nicht Ende, Wechsel bedeutet Veränderung. Wir sind kein geriatrischer Witz, wir sind Helden!

Patrizia Moresco: Wir sind die Helden (Song)

Wir haben Radfahren ohne Sturzhelm überlebt
uns mit Rollschuhen tierisch auf die Fresse gelegt
wir sind mit Autos ohne Gurte und Airbag gefahren
haben in Bettchen aus Formaldehyd geschlafen
waren draußen ob's geschneit hat oder gepisst
ohne Handy und kein Schwein hat uns vermisst
wir haben Fritten mit Mayo und Würmer gegessen
sind im Baumhaus bei minus 20 Grad gesessen
wir haben kiloweise Brause geschleckt
Diesel getrunken und sind nicht verreckt
bei uns gab's Gift im Überfluss
Rohrfix Bleichmittel ohne Sicherheitsverschluss

Nichts davon hat uns umgebracht
es hat aus uns verdammt harte Knochen gemacht

Wir sind die Helden
Für uns sind wir Helden
Wir sind die Helden
Die wahren Helden, die sind wir

Statt in Pornos klebten wir wie die Kuh am Trog
auf den leckeren Dessousseiten im Quellekatalog
haben Bananenschalen bis zum Erbrechen geraucht
und wer nicht kicken konnte, wurde nicht gebraucht
in Schwarz-Weiß mussten wir Fernsehen schauen

und die Antenne aus 'nem Kleiderbügel bauen
unsere Heroes waren Little Joe, Lassie und Flipper
statt 'ner Playstation gab's Tischtennis und 'nen Kicker
demonstriert haben wir gegen alles und jeden

An die Schienen gekettet bei strömendem Regen
wir haben in besetzten Häusern gewohnt
wurden weder von den Eltern noch von Bullen verschont

All das haben wir überlebt und noch viel mehr
so kommt uns bloß nicht blöd daher

Wir sind die Helden
Für uns sind wir Helden
Wir sind die Helden
Die wahren Helden, die sind wir

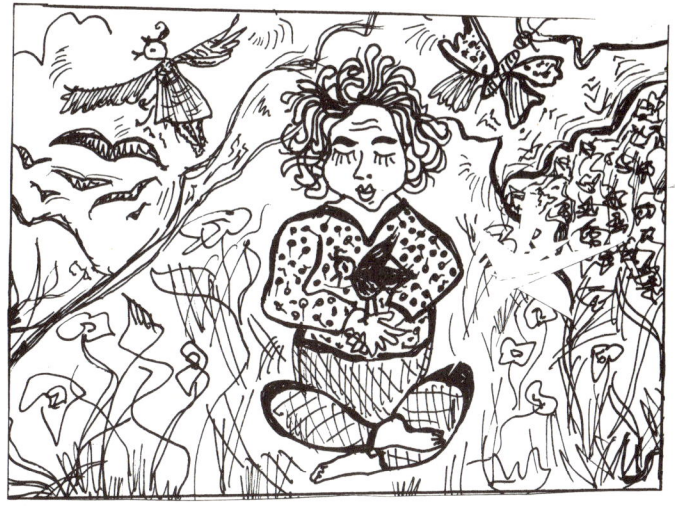

Zeichnung: M. S.

Halte das Glück wie den Vogel,
so leise und lose wie möglich!
Dünkt er sich selber nur frei,
bleibt er dir gern in der Hand.

Friedrich Hebbel

Im Kräutergarten meines Altweibersommers

Das Interesse an heimischen und exotischen Kräutern wird, wie ich feststellen kann, immer intensiver. Das mag mit einer wachsenden Skepsis gegenüber der Machtstruktur und Herzenskälte der Schulmedizin und der damit ausgelösten Hinwendung zur sanfteren Alternativmedizin einhergehen, aber auch mit dem Vertrauen auf die Möglichkeit einer Selbstheilung, die aber immer neben dem körperlichen auch den seelischen und geistigen Bereich, wie zum Beispiel durch Einstellung von ungesunden Lebensgewohnheiten, Auflichtung und Versöhnung von seelischen Verwundungen und körperlichen Blockaden, miteinschließen sollte, um vielleicht einer neuen positiven Lebensgrundhaltung Platz zu machen.

Mein im Krieg gefallener Vater Georg, seines Zeichens Pazifist, Gärtner und Spezialist für abenteuerliche Rosenkreuzungen und Apfelbaum-Veredelungen, legte mir das ABC der Kräuterkunde wohl schon mit in die Wiege. Urgroßmutter Korona, Nahrungsweib, Lehrerin und Heilerin, mit ihrem Lieblingssohn und bestem Schüler Franz-Xaver im grünverschlungenen Schlepptau, setzte mütterlicherseits dem Ganzen genetisch noch das Krönchen auf. Mein über alles verehrter Großvater Franz-Xaver, Gärtner, Kräuterschamane, Fischer und Pferdeflüsterer, nimmt zeit meines Lebens, neben den Mitgliedern seiner Großfamilie, in deren Schoß ich zusammen mit meiner Mutter die ersten Lebensjahre und bis zu meinem Schulende meine Ferienzeiten verbringen durfte, einen unverrückbaren Platz in meinem Herzen ein. Die Einladung, die Ferien im Kreise dieser lebensbejahenden Familie zu verbringen, hatte ich meinem wunderbaren Onkel Kurt, Vaterersatz und Frohnatur aus schlesischen Landen zu verdanken, der mit einer großen Liebe zur Natur, seiner inneren Ruhe und einer Dankbarkeit im Herzen ausgestattet war, den schrecklichen Krieg überlebt zu haben. Seine Lebensgefährtin, meine Tante Rosa, die Schwester meiner Mutter, war über die Jahre die vertraute Seele der naseweisen kleinen Marianne geworden. Daraus erwuchs eine Liebe, die, von meiner Mutter mit Wohlwollen betrachtet, bis heute noch am Blühen ist. Ich weiß, dass meine offene kommunikative Haltung und angstlose Lebenseinstellung, neben einer einmaligen liebevollen Mutterkonstellation, sehr stark von den positiven Erfahrungen in diesem ersten schützenden Familienrund geprägt wurden.

An den Rockschoß meines geliebten Opas geklammert stapfte ich schon als kleine Knirpsin in meinem Abenteuerrefugium herum, und Opas Wams begann sich ob der vielen Fragen, die alle neben seiner anstehenden Arbeit beantwortet werden wollten und auch wurden, mehr und mehr zu löchern. Opa trug's mit Fassung und eröffnete mir seine Sicht auf die Erschaffung und Zusammensetzung der pflanzlichen Welt und ihren Schöpfer. Mein Blick auf das ganzheitliche Lebensprinzip, in Ehrfurcht und Einklang mit der großen Natur, ihrer Schönheit, ihren Gesetzen und ihren Geheimnissen, begann sich von dieser frühen Zeit an zu weiten und zu schärfen, vor allem in meiner akuten dritten Lebensphase, in der mich mein Lebensbaum, nach jahrelanger kräftiger Befruchtung, mit einer reichen Ernte von wohlschmeckenden, aber auch bitteren Früchten der Erkenntnis beschenkt hat. Hinsichtlich einer weiteren geistigen Befruchtung sehe ich in der nächsten Zeitperiode keinem Ende entgegen, so es Gott will, und wie's geschrieben steht.

Das große Brimborium ihres Gärtner-Vaters mit dem unendlichen Pflanzenangebot nötigte meiner Mutter Agnes nicht den großen Respekt und die Begeisterung ihrer Tochter Marianne ab. Seit Agnes' zwölftem Lebensjahr hieß es für sie und ihre Geschwister, in der ersten eigenen Gärtnerei ihres Vaters, die sich in der Oberpfalz befand, schwer zu arbeiten. Unendlich trauerte das Mädchen einer glücklichen, friedvollen Zeit in ihrer Geburtsregion Chiemgau hinterher. Jetzt musste sie, nach einem frühen Tod der Mutter, buckeln, wie sie es immer nannte, pflanzen, gießen, jäten, harken, verkaufen, und nebenbei hatte sie, als die Älteste, wie sie ihr Vater streng benannte, als Mutterersatz bis zu seiner Wiederverheiratung noch drei kleine Geschwister zu versorgen. Alles hatte sie klaglos auf sich genommen, aber die Schnapsidee ihrer fünfundvierzigjährigen Tochter Marianne im Jahre 1990 eine kleine Gärtnerei mit einem Café auf dem Lande auf grüne Beine zu stellen, erweckte nur ihr herzerfrischendes Lachen. »Ich bin doch nicht bekloppt, ich bin hier glücklich und zufrieden. Da musst du schon alleine losziehn«, prustete sie lachend, was ich auch nach ihrem Tod, neun Jahre später, in Richtung Holledau in die Tat umsetzte. Rentnerin Agnes liebte, nach vierzig Jahren verantwortungsvoller Berufstätigkeit als Leiterin einer Nähstube in einem Landkrankenhaus, das Stadtleben in unserem gemütlichen Schwabinger Domizil, das friedvolle Zusammenleben in einer Frauengemeinschaft mit ihren beiden Töchtern und ihrer Enkeltochter. Sie genoss ihre neue Freiheit, bereicherte mit ihrem trockenen Humor und ihrer Toleranz die Zusammenkünfte des jugendlichen Freundeskreises ihrer Enkelin. Für meine schwulen Freunde hatte sie ein großes Herz, deren Verehrung konnte sie sich sicher sein. Fünfzehn Jahre nach ihrem Heimgang ist die Erinnerung unserer Familienmitglieder an Mutter und Oma Agnes immer noch von großer Liebe und Dankbarkeit erfüllt.

Die Hausapotheke meiner Mutter war, von frühester Kindheit an, auf ein paar gravierende Heilessenzen und Pflanzen eingestellt, die ihren Dienst bis zu ihrem Schlaganfall in späten Jahren zu ihrer vollen Zufriedenheit leisteten.

Rosskastanien-Essenz gegen Durchblutungsstörungen bei Venen- und Kreislaufschwäche, der gute alte Melissengeist mit seiner beruhigenden und aufhellenden Wirkung, eine Packung Aspirin-Pulver, das man sich bei Kopfschmerzen und Schwindelgefühl einverleibte, um das verdünnte Blut besser durch die Adern fließen zu lassen. Eine runde Dose Nivea-Creme, flankiert von einer Flasche 4711, Mutters Lieblings-Eau de Cologne, nur am Wochenende aufgetragen, versuchten eine imposante Flasche mit Schwedentropfen, nach einem Rezept von Opa Franz-Xaver angesetzt, zu verdrängen. Diese Tropfen wurden die bittersten Feinde meiner Jugendzeit und sollten nach Mutters Wunsch das Grimmen in meinem Kinderbauch und die Wut auf meinen Stiefvater besiegen, wogegen ich mich mental tunlichst verwehrte, also Wirkung gleich null. Heute weiß ich die bitteren Aspekte, die entsäuernden und entgiftenden Eigenschaften dieser einmaligen Medizin zu schätzen und nehme diese, mit besten Erfahrungen, Gallen-, Leber- und Nierenhaushalte sagen Dank, prophylaktisch jeden zweiten Tag zu mir. Beinahe hätte ich jetzt die große Tüte Natronpulver vergessen, die neben den Kräutertropfen thronte. Bohnen wurden damit weich gekocht, die Zahnbürste mit dem Pulver bestückt, ein großer gehäufter Esslöffel voll weißem Pulver ergoss sich in meine Badewanne, um meinen kleinen duftenden Schweißfüßen den Garaus zu machen, wie Mutter argumentierte, und immer samstags wurde ein größerer Schwapp in den Toilettenhals gekippt, um auch hier mit einer frappierenden Geruchsdezimierung zu überraschen. Kamillen-, Melissen- und Minzetees in Hülle und Fülle, heißes Zitronenwasser, selbst gepresster Holundersaft, heiße Milch mit Honig gaben unseren Körpern bei fieberhaften Erkältungen Schützenhilfe.

In Mutters Garten warteten die herangewachsenen Kohlrabis, Sellerieknollen, Gelbe Rüben, Rettiche und Radieschen, Rhabarber, Lauch, Bohnen, Liebstöckel, Schnittlauch, Petersilie und ihre Salatkreationen von Kopfsalat über die Rauke bis zur selbst gezüchteten Salatgurke auf ihren Verzehr.

Außer einem fehlenden Gusto für das Eau de Cologne hat sich die große Vorliebe für die Urkraft des Natronpulvers z. B. zur Entsäuerung bei mir erhalten, wie auch das Vertrauen in ein Aspirin mit Vitamin-C-Anteil zur Blutverdünnung, zur rechten Zeit, zu aufgekochtem Zitronenwasser, in meinem Fall unter Zugabe einer Ingwerknolle zur Entsäuerung und linksdrehenden Molekülbewegung der Körperflüssigkeit, die Anwendung der Holunderrezepturen in allen Facetten, Respekt vor der kräftigen durchblutungsfördernden Wirkung der Rosskastanie und eine große Verehrung für die Heilwirkung der Schwedenkräuter, die sich, aus dem Körpergedächtnis, wie ein roter Ariadne-Faden durch mein Leben ziehen. Das Trinken von heißer Milch mit Honig erweckt in mir ein wohliges, geborgenes Gefühl und den Gedanken von Gesundung.

Es war immer ein großes Anliegen meines Ausbilders und Ganzheitsmediziners, im Rahmen einer eingehenden Anamnese auch positive Erinnerungen im vergangenen Wirkungsfeld-Bereich des Patienten herauszufinden und in den Behand-

lungsablauf mit einzugliedern. Ein Mensch, der z. B. als Kind
von seiner Mutter bei Erkrankung nur mit Tabletten therapiert
wurde, dessen Körpersystem wird auf Kräuterheilbehandlun-
gen erst einmal gar nicht ansprechen. Für diese Patienten hatte
der Arzt zunächst sehr fürsorglich mit Placebotabletten, die er
mit Milchzucker, Kalzium und Magnesium hergestellt hatte,
aufgewartet. Die Wirkung war sehr oft verblüffend und begeisterte uns Zeitzeugen. Selbstverständlich begegnete er schweren
Akutfällen auch mit Pharmazeutika der Akutmedizin, die er
aber bei einer vertrauensvollen Präventivbehandlung und bei
seelischer Einbettung des Patienten oft zu verhindern wusste.
»In China bezahlt man an den Arzt eine Pauschale, solange er
einen gesund erhält, und ist honorarfrei bei einer Erkrankung«,
erklärte er uns immer wieder lachend, denn er hatte einige Jahre
in diesem Land gewirkt und studiert, musste sich aber bei seiner Rückkehr zähneknirschend den Gepflogenheiten der deutschen Kassenärztlichen Vereinigung beugen. Was den Modus
seiner Diagnostiktechnik und Therapiegestaltung betraf, blieb
er als Internist und Humanist erfolgreich seiner Handlungs-
weise treu, was seine Patienten wiederum mit jahrelanger Treue
quittierten.

Liebe Leser, darf ich Sie jetzt für eine Stippvisite in meinen Alt-
weibersommmer-Garten entführen? Wo unter vielen Kräutern
und Pflanzen aus der Apotheke Gottes eine Salatpflanze mit hei-
lenden Kräften auf Sie wartet, die es schon bei den alten Römern,
unter dem Namen Senfkraut, zu beachtlichem Ansehen gebracht
hat.

Die Rauke – die Rucola

Eruca vesicaria und Eruca sativa kamen in Deutschland erst in den Siebzigerjahren in Mode, durch die Einwanderer aus Italien, die eine große Vorliebe für sie hatten, in delikater Gesellschaft mit Mozzarella, Tomaten und Basilikum.

Durchblutungsfördernd, verdauungs- und stoffwechselanregend ist diese mehrjährige, sonnenhungrige Gesellin mit dem scharfen, aromatischen Geschmack, die als »gute Partie« mit Kalzium, Kalium, Eisen und den Vitaminen A und C aufzuwarten weiß.

Die anteiligen Senfölglykoside der Rauke regen das Verdauungssystem an, helfen bei Übelkeit, die vom Magen ausgeht, reizen aber in zu hoher Menge die Magenschleimhäute. Mit einer wohldosierten Überdosis der Senfölglykoside wusste der Geheimdienst der alten Römer so manche Zunge eines Gefangenen zu lösen. Das würde sich für uns im Hier und Heute nur bei einer Unmenge von verzehrtem Rucola-Salat als Problem darstellen.

Wir erfreuen viel lieber die Zunge unserer zu Bekochenden mit außergewöhnlichen Geschmackserlebnissen, von denen ich Ihnen jetzt spezielle aus meiner Wechseljahrabteilung verraten darf.

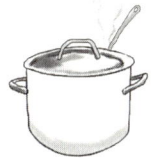

Rucolasuppe Fungilia

1 kleine Knoblauchzehe	250 g Sahne
1 große Zwiebel	150 g Rucola
4 EL Olivenöl	1 Prise Zucker
150 g Kartoffel	100 ml Weißwein
500 ml Gemüsebrühe	Butter
1 Prise Korianderpulver	200 g Pfifferlinge
1 Prise Salz und Pfeffer	Zimt
250 g TK-Erbsen	

Wir würfeln die Knoblauchzehe und die Zwiebel klein und dünsten sie in Olivenöl an, dann geben wir die zerkleinerte Kartoffel dazu, braten diese kurz mit an, füllen mit der Gemüsebrühe auf, würzen mit Koriander, Salz und Pfeffer und lassen alles etwa 5 Minuten aufköcheln. So, nun geben wir aufgetaute Erbsen, Sahne und eine kräftige Prise Zucker dazu und lassen alles leise, auf kleiner Flamme etwa 10 Minuten dünsten. Zum Finale kommt der gewaschene und geschnittene Rucola mit in den Suppentopf, dessen Inhalt noch ein paarmal heftig, unter Umrühren, aufwallen darf, bevor ihm nun der Stabmixer zu Leibe rückt, um den wertvollen Inhalt, nach Zugabe des Weißweins, zu feinster, sämiger Konsistenz zu verarbeiten. Nach einem ersten Pröbchen evtl. noch mit etwas Salz und Pfeffer abschme-

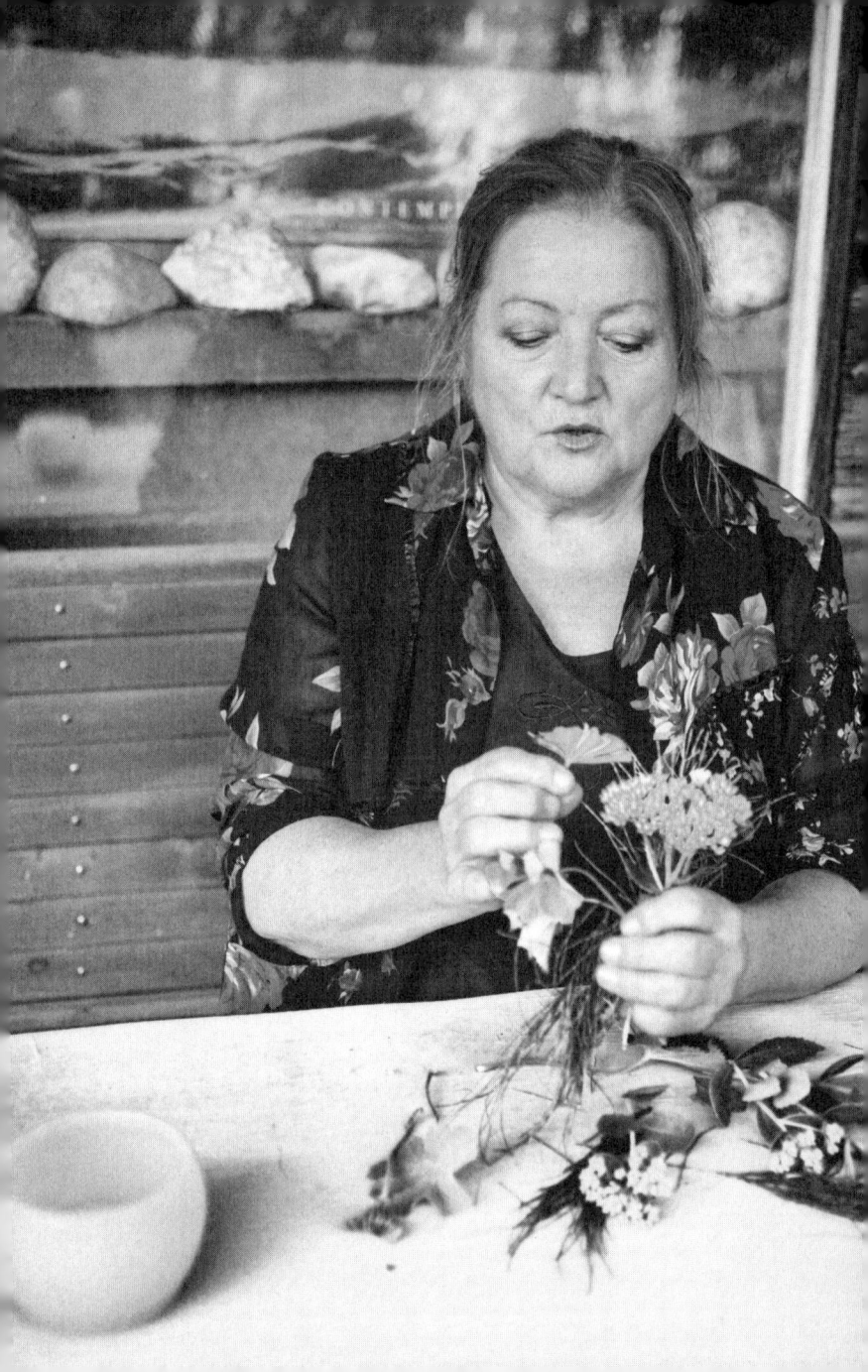

cken. Die Butter wird mittlerweile ausgelassen und die Pfifferlinge, darin angebraten, gesalzen, gepfeffert, werden mit einer Prise Zimt verwöhnt. Die Suppe wird in vorbereitete Suppenschalen verteilt, darauf kommen die Pfifferlinge, ein Klecks Sahne, zwei frische Rucolablätter, eine Prise Zimt, und ein herrliches Süppchen will nur noch vernascht werden, bon appétit!

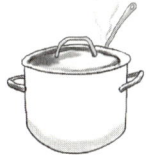

Rucola-Avocado-Pesto »Amore mio«

Ergibt etwa 6 Portionen

120 g Pinienkerne, geröstet	½ reife Avocado
3 Knoblauchzehen	70 g Crème fraîche
70 g Rucola	70 g Parmesankäse, gerieben
Saft von ½ Zitrone	Meersalz
7 EL feinstes Olivenöl	Cayennepfeffer

Die gerösteten Pinienkerne werden mit den ebenfalls kurz angerösteten Knoblauchzehen und den Rucolablättern in Olivenöl und Zitronensaft püriert, mit der Avocado, Crème fraîche, Parmesan, grobem Meersalz und Cayennepfeffer versehen und nochmals in den Mixer gegeben. Dieses Pesto gießt sich erwärmt nur zu gerne über Spaghetti al dente, wobei ein anregender Gaumenkitzel, ein italienisches Gedicht der besonderen Art entsteht, oder man streicht das frisch kreierte Pesto für sich und die Gäste auf geröstete Schwarzbrotscheiben, im Verbund mit einer kleinen, aber feinen Käseplatte, garniert mit frischen Birnenschnitzen und Walnüssen. Ein ausgeruhter, trockener italienischer Rotwein sollte unsere beiden Essens-Kreationen komplettieren. Auf zu neuen Ufern, mmh, das kann sich kosten lassen!

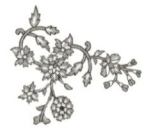

Echter Purpursalbei – Salvia officinalis purpurascens

Mein geliebter Salbei gibt sich uns Menschen sowohl zur Veredelung unserer Speisen, besonders bei Fisch-, Lamm-, Gemüse- und Tomatengerichten hin, aber auch die Kräuterapotheke Gottes wäre ohne ihn verwaist. Er ist ein Eisenträger par excellence, und mit seinem ätherischen Öl Thujon, seinen Bitterstoffen und pflanzlichen Eiweißanteilen bekämpft er Entzündungen in der Mund- und Halszone, steht tapfer Leber und Niere reinigend und tröstend zur Seite, wirkt Blähungen entgegen, stärkt unser Immunsystem und verblüfft mit einer starken Wundheilung. Frische, gekaute Salbeiblätter reinigen und desinfizieren unser Zahnfleisch. Für uns Frauen aller Generationen verfügt der große Salbei-Meister über einmalige Eigenschaften. Den gebärfreudigen Jahrgängen verhilft er zu einem besseren Menstruationsfluss, und uns älteren Weibsbildern erweist er, am besten als Tee zugeführt, mit seiner großen Gabe, dem verstärkten Nachtschweiß in Zeiten der Wechseljahre die Stirn zu bieten und dem oft vermehrten Harndrang die Schranken zu weisen, einen ungeahnten Freundschaftsdienst.

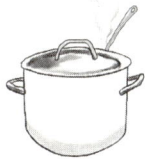

Ausgebackene Salbeiblätter »Fritto surpriso«

125 g Mehl	300 g Butterschmalz zum Ausbacken
125 ml Cidre	
1 Ei	30 Salbeiblätter
1 Prise Salz	Koriandersamen
Kreuzkümmel	Selleriesalz, brauner Zucker

Das Mehl mit Cidre, Eigelb, Salz und Kreuzkümmel zu einem Teig verrühren, den steifen Eischnee unterheben.

Das Butterschmalz auflösen lassen, schöne große Salbeiblätter mit Blattstiel in den Teig tunken und im flüssigen Schmalz kurz ausbacken, auf ein Abtropfpapier legen, mit Koriandersamen, Selleriesalz und einer Miniprise braunem Zucker leicht überstreuen. Dieser Gaumenkitzel ist gesund und wird vielleicht Ihre Chips zum Fernsehabend für eine Weile arbeitslos machen. »Probieren geht über Studieren«, hat Mutter Agnes immer gesagt.

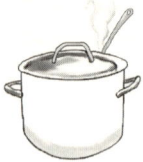

Aromatischer Aufguss bei Husten und Halsentzündung
Mr. Salbei and friends are fighting for you!

30 g frische Salbeiblätter	1 Bio-Zitrone
20 Thymianzweige	1 kleines Stück Ingwer
2 EL Bienenhonig	

Für eine Lösung zum Trinken, zum Gurgeln oder auch als Halsumschlag gießen wir die geteilten Salbeiblätter, die Thymianzweiglein, den geschnittenen Ingwer (mit Schale) mit 250 ml kaltem Wasser auf und bringen dieses zum Kochen. Kurz vorher geben wir den Saft der Zitrone und den Bienenhonig dazu. Wir lassen alles ein paarmal aufwallen, nehmen es vom Herd, Deckel drauf und für 15 Minuten ziehen lassen.

Dann seihen wir es ab, gurgeln und trinken einen Teil des Aufgusses, den Rest verteilen wir uns auf den Tag.

Gute Besserung!

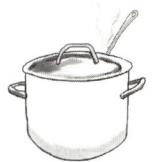

Kräutersenf selbstredend selbst gemacht

Für 3 Gläser

120 g Senfpulver (im Reformhaus erhältlich)	2 Schalotten
85 ml Weißweinessig, fein und italienisch	1 EL grobes Meersalz
2 Handvoll Kräuter gemischt, wie z. B. Salbei, Zitronenthymian, Estragon, Oregano, Rosmarin und Petersilie	½ TL Pimentpfeffer, gemahlen
	½ TL Kurkuma-Gelbwurz, gemahlen
	½ TL Koriander, gemahlen
	2 TL brauner Zucker

In eine Schüssel gebe ich das Senfpulver, gieße es mit 250 ml kochendem Wasser auf und füge den Essig dazu. Hochmotiviert verrührt steht nun für das angehende Produkt eine Quell-Pause von ca. 10 Minuten auf dem Plan.

Jetzt geht's den Schalotten und Kräutern an den Kragen.

Die Schalotten werden abgezogen und klein geschnitten, die Kräuter abgebraust, abgezupft und grob gehackt.

Für die gequollene Senfpulvermasse ist jetzt Besuch angesagt. Nacheinander machen Kräuter, Gewürze, Schalotten, Salz und Zucker ihre

Aufwartung. Mit meinem Hightech-Stabmixer, seit Wochen von mir zum Chef vom Dienst erkoren, bearbeiten wir den Schüsselinhalt, rühren evtl. noch etwas heißes Wasser unter, bis sich der Senf von seiner glattesten und geschmeidigsten Konsistenz zeigt. Zum Abschmecken Essig, Zucker und Salz noch einmal auf den Plan rufen, und ab geht die Post, kopfüber in saubere schön geformte Gläser, die ich sorgfältig verschließe und erst mal für 4 Tage in den Ruhestand schicke, damit sich die Ingredienzen untereinander austauschen und ihre ätherischen Substanzen hingeben.

Dieser wohlschmeckende Senf ist gesund, unterstützt die Verdauung und peppt jede Bratwurst auf. Von meinem geliebten kalten Rinderbraten ist er, in friedlicher Partnerschaft mit geriebenem Meerrettich, eingelegten Dillgurken und frischen Radieschen, nicht mehr wegzudenken.

Als Geschenk, mit pfiffigem Namensschild, fantasievoll verpackt, konnte er bei späterem Verzehr schon so manches Kompliment einheimsen. Mmh, deliziös!

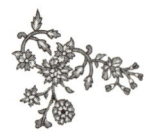

Die Zitronenmelisse – Melissa officinalis

Was wäre mein Indian-Summer-Garten ohne Melissa. Der Mittelmeerraum wäre ihr angestammtes Refugium, aber sie hat ihr Schicksal, in deutsche Lande verschlagen worden zu sein, mit Demut angenommen, denn hier gibt's viel zu tun. Ihre Blätter und rosa-weißen Blüten senden schon im Frühjahr, nach schmerzhaft überstandenem Winter, ihren betörenden Zitronenduft aus und locken mit ihrem Nektar durstige Bienen und Schmetterlinge in ihr Terrain. Im Gespann mit der blaublütigen Borretschpflanze, um nur ein Beispiel zu nennen, können wir so die fleißigen Insekten in unseren Garten locken und gleichzeitig auf kluge Weise für die Befruchtung der Apfelbäume Sorge tragen. Meine Melisse und ihre Stammesbrüder und -schwestern haben sich im Zusammenleben mit den Menschen auf einen Fulltime-Job eingelassen. Nerven stärken und beruhigen, Krämpfe lösen, Mägen aufmuntern, verhinderte Schlafstunden zurückbringen, Stresssymptome mildern, Kreislauf beleben – und last not least hat man der Melissa-officinalis-Sippe auch noch die Einebnung der Krampfaderstränge auf den Arbeitsplan geschrieben, den man sich, aufgrund der entstandenen Arbeitsüberlastung, mit der Rosskastanien-Truppe aufzuteilen gewillt ist.

Die Melisse, eisenhaltig und vitaminstrotzend, als heißer Tee, aber auch kalt zu trinken, steht uns Frauen in der ersten schwierigen Zeit der Menopause mit ihren seelischen Verstimmungen, die oft durch eine zeitbestimmte Umstellung der Körperhormone ausgelöst werden, als gute Freundin und Partnerin aufbauend zur Seite. Mein Vertrauen hat sie seit vielen Jahren nie enttäuscht, vielleicht darf sich diese einmalige Pflanze jetzt auch um Ihres bemühen, Sie werden angenehm überrascht sein, liebe Leser.

lebensrückseite

eine lebensrückseite
ist mein leben
es scheint durch
die rückseite eines
hauchdünnen
japanpapiers
zu mir durch
ganz zärtlich und
einfach
wie eine spiegelschrift
im kopfstand
auf chinesisch
die man
nicht ent-ziffern kann
nicht ent-ziffern mag
nicht ent-ziffern muss

Josef Brustmann

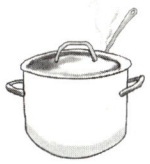

Zimt und Vanille im Tee-Ei
mit Melissa und Mentha

Genießen Sie mit mir einen Tee der besonderen Art:

Die beruhigende eisen- und zinkhaltige Zitronenmelisse im Einklang mit der anregenden Vitaminbombe Ährenminze streichelt Ihre strapazierten Nerven und bringt gleichzeitig im Yin-Yang-Effekt Ihr Blut in Wallung. Das einschmeichelnde Zimtaroma geht mit dem feinen Vanillegeschmack eine bezaubernde Liaison ein und lässt uns in ferne Lande wachträumen.

25 g Zitronenmelisseblätter	3 Samen Sternanis
25 g Ährenminzeblätter	1 Liter Wasser
1 Stange Zimt	Zum Süßen am besten feinsten
1 Vanilleschote	Bienenhonig
1 Limette	

Die frischen Melisse- und Minzeblätter werden gehackt, die harten Stängel entfernt, die Blätter in ein Tee-Ei gepackt, das zusammen mit der Zimtstange, dem ausgelösten Vanillemark, dem Saft der Limette und dem Sternanis dem bereits kochenden Wasser in einem abdeckbaren Gefäß anheimgegeben wird. 10 Minuten ziehen lassen, in eine romantische Teekanne, vielleicht mit Stövchen, abseihen und schnellstens Schluck für Schluck einverleiben. Das wärmt unser Herz und die Seele freut sich mit.

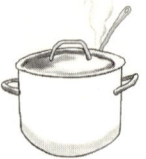

Melissengeist selbst gebraut

»Klosterfrau Melissengeist«, guter Geist unserer Mütter in nervengeplagten Tagen, von einem Talkmaster auch in unserer Neuzeit charmant beworben, wer erinnert sich nicht schmunzelnd daran? Dieses wunderbare Elixier ist sehr leicht selbst herzustellen.

Ich nehme dazu 200 ml edlen Himbeergeist, gebe diesen in eine dunkle Flasche, versetze ihn mit einem Stück geschältem Ingwer, einem Streifen Limettenschale und etwa 5 vollblättrigen Minzestängeln, verschließe die Flasche und stelle sie, samt randalierendem Flaschengeist, für etwa 4 Wochen in eine dunkle Nische. Schmeckt danach himmlisch und lindert den Erdenschmerz. Immer nur ein 2-cl-Gläschen trinken, innerlich bei Kreislaufschwäche und Kopfschmerzen, äußerlich z. B. bei Migräne zusätzlich die Schläfen einreiben. Tut gut!

Die drei Musketiere:
Zinnkraut, Frauenmantel und Roter Wiesenklee

Equisetum arvense, Alchemilla xanthochlora,
Trifolium pratense

Liebe Leser, ich lege Ihnen in diesem Buch die Kräuter meines Gartens in den Schoß, die sich für mich in den Zeiten der Menopause, über die Wechseljahre, bis zur heutigen Lebensphase einer lebensbejahenden, rüstigen Rentnerin und Oma mit Hummeln im Hintern, geretteter Kinderseele im Schlepptau, besonders bewährt haben. Rosmarin, Thymian, Oregano, Petersilie, Schnittlauch, um nur einige zu nennen, stehen alle noch in meinen Diensten, wurden schon in meinen früheren Büchern geehrt.

Das Zinnkraut

Das Zinnkraut, auch Ackerschachtelhalm genannt, wächst gerne an Wiesenrändern und hat zu meiner Freude vor neun Jahren mit seinen Samenkindern in meinem Gartenambiente Einzug gehalten. »Die Kräuter, die man braucht, wachsen einem im Lauf der Jahre zu«, meinte der einmalige Kräuter-Kundige Wolf-Dieter Storl in einem seiner Referate und sprach mir aus dem Herzen. Schon seit Jahren habe ich diese Botschaft für mich verinnerlicht und das Zinnkraut, das ich wegen einer Verwechslungsmöglichkeit nur aus meinem Garten nehme, wie auch mei-

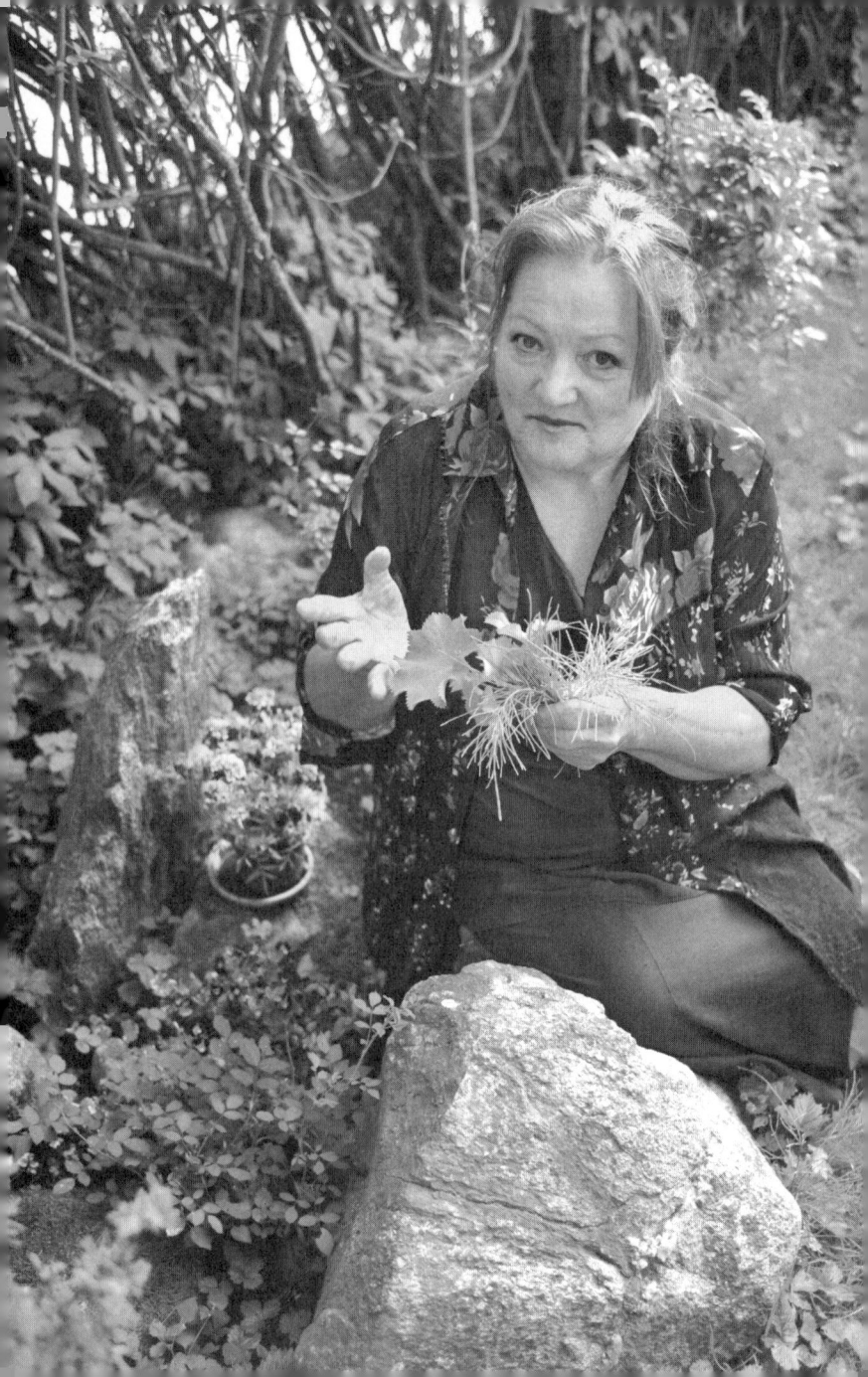

nen großen Freund Spitzwegerich und den Roten Wiesenklee, in meinen Lebensradius miteingeflochten – und das aus gutem Grunde. Das Zinnkraut ist eine mit Schätzen der Apotheke Gottes gefüllte Truhe. Dieses oft von Menschen übergangene robuste Kraut, das wie eine große, grüne Pfauenfeder das Gartenpanorama ziert, enthält Kieselsäure, Magnesium, Natrium, Saponine und Gerbstoffe. Schleimlösend und wassertreibend ist das Kraut, von Lunge und Niere dankbar angenommen, auch für die Entwässerung unserer Cellulite-Plantagen auf natürlicher Basis bestens geeignet. Ich nehme das Zinnkraut als Teeaufguss, oft in Kompanie mit Salbei, zu mir. Da es weiters den Stoffwechsel der Haut aktiviert, ist es auch als Badezusatz zusammen mit der Frauenmantel-Pflanze von unschätzbarem Wert.

Der Frauenmantel

Diese wunderbare Pflanze mit den morgendlichen Tautropfen auf ihren Blättern ist vom Schöpfer als Geschenk des Himmels für uns Frauen, die jüngeren und die reiferen Jahrgänge, auf die Erde vermittelt worden. Dekorativ umsäumt sie meinen kleinen Teich und ist mir sehr ans Herz gewachsen. Inwendig als Tee eingenommen reinigt der Frauenmantel das Blut und fördert die Wundheilung, unregelmäßige Menstruation weist er in die Schranken, für Beschwerden in den Wechseljahren hat er nicht nur ein offenes Ohr, sondern auch heilende Essenzen in seinen haarigen Blättern, mit dem außergewöhnlichen Lotus-Effekt, gebunkert.

Frische junge Blätter des Frauenmantels mische ich mit Löwenzahnblättern und Haselnüssen unter meinen grünen Salat mit Ananasstückchen, und einmal wöchentlich zelebriere ich ein Sitzbad mit meinen drei Musketieren, Zinnkraut, Frauenmantel und Rotem Wiesenklee.

Roter Wiesenklee

Durch seinen erst vor einigen Jahren entdeckten Anteil an Isoflavonen schenkt uns ein Tee aus dem Roten Wiesenklee, Blüten und Blätter getrocknet, eine schonende, natürliche Hormondosis, um die Wehwehchen der wechselnden Gezeiten, die berühmten Hitzewallungen und Schweißausbrüche, zu mindern und zusammen mit Zinnkraut und Frauenmantel durch ein Vollbad Zustände der Erschöpfung wieder in ein ganzheitliches Kraftfeld zu lancieren.

»Glücksklee – Ingwer – Thymian«
Körper-Duftpeeling selbst gezaubert

Ermöglichen Sie Ihrem verzärtelten Körper doch mal eine natürliche Abreibung, sanft, duftend und heilend, die Leib und Seele verbindet.

2 große Orangen, ungespritzt	25 g Thymian
500 g feinste Haferflocken	25 g Roter Wiesenklee,
1 Stückchen Ingwer	Blätter und Blüten
5 große Duftrosen	

Als Basissubstanz für dieses wunderbare Körperpeeling dienen Haferflocken, die abgestorbene Hautschuppen auf einer rauen Hautoberfläche zärtlich und bestimmt wegrubbeln, nach Temperament auch etwas intensiver, man hat's ja selbst in der Hand. Zuerst wird die Nase von den aufsteigenden Orangen-, Rosen- und Kräuterdüften verwöhnt, schon erwachen die Sinne und melden ihre Betörungswünsche an. Sogleich beginnt sich der vernachlässigte Körper unter der Berührung zu recken und strecken. Oh, jetzt habe ich Ihnen vor lauter Begeisterung die Herstellung dieses Produkts noch gar nicht verraten. Ab in die Puschen, und los geht's!

Die oberste Schicht der Orangen dünn schälen und auf Pergamentpapier geben. Ingwer mit Schale in flache Stücke schneiden, Rosenblätter, Thymian und Wiesenklee abzupfen und alle diese Zutaten nacheinander für etwa 3 Minuten bei Mittelhitze zum Trocknen in eine Mikrowelle geben, bis sie sich von ihrer spröden Seite zeigen.

Die Haferflocken dem Mixer anvertrauen und zuerst die getrockneten Orangenschalen, Ingwerscheiben und Rosenblätter zugeben und
alles für ein paar Sekunden mixen lassen, dann erst sind Thymian
und Wiesenklee an der Reihe. Noch ein paar heftige Drehungen, und
das Werk ist vollendet.

Nach einem beruhigenden Badevergnügen massiere ich die aromatische Mischung in die noch feuchte Haut meines barocken Körpers,
das zarte Gesicht wird ausgespart, spüle nach etwa 10 Minuten mit
lauwarmem Wasser nach und vollende die Zeremonie nach einem
kreislauffreundlichen Schwapp kalten Wassers mit einer Einreibung
von zartestem Babyöl, und ab geht's ins Heia-Bett. Auf der Nachtkon-
sole macht mir, oh Freude, der zurückgebliebene Orangensaft mit
einem kräftigen Schuss Campari seine Aufwartung.

Liebe Leser, viel Freude bei Ihrem Self-Service-Peeling-Aben-
teuer!

Gesichtsmaske »Natura pura«

Mit Walderdbeeren, Zinnkraut, Zitronensaft und Minze

150 g frische, reife Walderdbeeren	25 ml Biozitronen-Saft
2 EL Zinnkraut, gehackt	3 EL Milchpulver
1 EL Minzeblätter, zerkleinert	

Ich nehme die eisenhaltigen Walderdbeeren aus meinem Garten, wo sie sich von Jahr zu Jahr vermehren. Die Erdbeeren werden entstielt und gründlich gewaschen. Das Zinnkraut und die Minze werden zusammen mit Erdbeeren, Zitronensaft und Milchpulver in den Mixer gegeben und für ½ Minute vermengt, um eine sämige Creme entstehen zu lassen. Die Maske nur frisch auftragen, Augen- und Mundpartie werden ausgespart. Bei Neigung zu allergischen Reaktionen empfiehlt es sich, zuerst einen Test in der Armbeuge vorzunehmen. Diese duftende Reinigungsmaske, die man in gelöster Körperhaltung, vielleicht bei einfühlsamer Musik, einwirken lassen sollte, wird nach 20 Minuten mit klarem Wasser abgespült.

Die Maske »natura pura« füttert, erfrischt und durchblutet die Haut, Prinzessin Rosenrot lässt grüßen, und ist auch für die Herren der Schöpfung durchaus zu empfehlen. Ein rosiger Ritter Eisenherz lässt grüßen. Auf ein gutes Gelingen!

Katerfrühstück und Basentag

Das Erwachen nach einer durchzechten Nacht, mit einigen Glä-
sern zu viel, ist nicht lustig, denn der säurebildende Alkohol
piesackt den ausgelieferten Organismus am nächsten Tag mit
Kopfschmerzen, Schwindelgefühl und oft mit akutem Durch-
fall. Wenn Sie es schaffen, liebe Leser, Ihrem Magen nach so
einem Exzess noch vor dem Zubettgehen eine Basentablette
Kaisernatron anzudrehen, haben Sie schon einen kleinen Sieg
errungen, denn die Natrontabletten neutralisieren die Säure und
drehen den Magen um, wie der Volksmund sagt. Der über-
strapazierte, übersäuerte Körper hat nun aber eine von Ihnen
eingeräumte Schonzeit verdient. Oft helfen schon ein oder zwei
eingeschobene Basenfasten-Tage, um wieder eine Balance herzustellen. Obst, Gemüse, Salate, Kräuter, Pilze, Samen, Nüsse
und kalt gepresste Pflanzenöle weisen einen hohen basischen
Anteil auf, während man an diesen Tagen auf eiweißhaltige und
süße Nahrungsmittel, aber auch auf Fleisch, Fisch- und Nudel-
gerichte verzichten sollte.

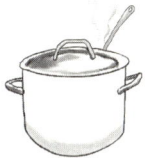

Basenmüsli alla Marianna

2 Portionen

200 g Brombeeren	2 EL Sahne
200 g Heidelbeeren	1 EL Akazienhonig
100 g Himbeeren	1 Prise Zimt
1 saftige Birne	3 EL Haferflocken
1 Limette	1 Handvoll Walnüsse
1 Prise brauner Zucker	2 Stängel Zitronenmelisse
100 g Quark	

Die Beeren-Riege waschen, die Birne in feine Scheiben schneiden und zusammen in eine Glasschüssel geben. Mit dem Saft der Limette beträufeln und mit einer Prise von braunem Zucker bestäuben und kurz ziehen lassen. Den Quark mit der Sahne, dem Akazienhonig und einer Prise Zimt verrühren und jeweils eine Portion davon in eine Schale geben, mit den Haferflocken bestreuen und darauf das marinierte Beerengemisch verteilen. Mit einem Spritzer Akazienhonig und den Zitronenmelisse-Zweiglein das Krönchen aufsetzen. Walnüsse überraschen mit Fluor, Magnesium und Mangan, die Beeren mit Eisen, Zink, die Birne mit Eisen und Kalium, die Zitrone mit Vitamin C, um nur einiges zu nennen.

Wenn dieser Tag nicht schon gut losgeht!

Kleine Geschenke erhalten die Freundschaft

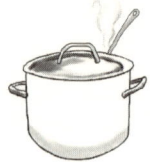

Oma Finnis Frischkäse selbst gemacht

Meine Exschwiegermutter Finni, Gott hab sie selig, hatte unter vielen Spezialrezepten mit einer besonderen Delikatesse aufzuwarten, ihrem selbst produzierten Frischkäse aus Vollmilch, eine frappierend einfache Herstellung und ein wohlschmeckendes, gesundes Produkt. Vielleicht könnte das für Sie, liebe Leser, zur Nachahmung der Hit oder der Burner werden, wie man sich heute so ausdrückt.

Wir brauchen:

	Salz
1 l Vollmilch, möglichst vom Bauern	evtl. Schnittlauch
¼ l Rahm	

Die Finni hat ihre abgemessene Milch im verschließbaren Steingut-Topf für drei Tage in ihrer kühlen Speisekammer stehen gelassen, dann durch ein sauberes Leintuch, wie sie sagte, abgeseiht. Die flüssige Molke wurde als Heiltrunk verehrt und getrunken, der Frischkäse war nach weiteren vier Tagen zum Verzehr bereit. Finni gab für eine Hälfte ihrer Produktion Schnittlauch in die Käsemasse, formte kleine runde Scheiben, die sie in eine selbst erdachte Marinade einlegte.

Für diese Marinade brauchte sie Pfefferkörner und Piment, Knoblauch und Ingwer, Minzeblätter und Chilischoten, Oliven und Paprikawürfel, die, klein geschnitten, in Olivenöl sanft erwärmt und dann mit dem Öl über die ausgelegten Käsestücke gegossen wurden. Nach einem Besuch auf einer Alm im Oberallgäu kamen mir unsere Finni und ihr Frischkäs wieder in den Sinn. Ich hab ihn schon hergestellt und eingelegt, saugut war er, und die Milch von der Alm hat's möglich gemacht. Als Geschenk wird er portionsweise in Klarsichtfolie verpackt und mit einem Rosmarinsträußchen dekoriert. Vielleicht werd ich ja noch Sennerin auf meine alten Tage, wer weiß?

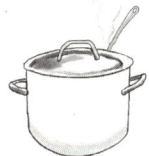

Birnenauflauf mit William und Marzipan

Nachspeise für meine Nachbarn und mich

Für 4 Personen

5 Birnen	120 g Rohmarzipan
200 ml Weißwein	120 g Sahne
50 ml Cidre	1 EL Bucheckern oder Haselnüsse, gehackt
1 kleines Stück Ingwer, geschält	
4 cl Madeira	1 EL Borretschblüten
30 g brauner Zucker	1 Prise Nelkenpulver

Birnen schälen, entkernen und halbieren. Aus Weißwein, Cidre, Ingwer, Madeira und Zucker einen Sud aufkochen. Die Birnenhälften in den Sud geben und ca. 7 Minuten zugedeckt dünsten lassen, zwischendurch übergießen.

Ingwer und Birnen herausnehmen und zwischenlagern. Etwa 120 ml Sud mit dem Marzipan im Mixer pürieren, die Sahne steif schlagen und unter die Marzipanmasse heben. Eine Auflaufform mit Butterflocken ausstreichen, die Birnen einlegen, mit dem restlichen Sud und der Marzipan-Sahne-Mixtur on top übergießen, für etwa 20 Minuten bei Mittelhitze überbacken.

Kurz vor dem Verzehr die Nüsse und die wunderschönen blauen Borretschblüten aufstreuen und mit einem Hauch von Nelkenpulver verzaubern. Hosianna, das ist ja pures Manna!

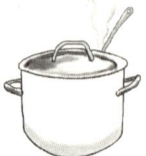

Rumkugeln Baron Münchhausen

125 g feinste Zartbitterschokolade	2 cl Amaretto
150 g feinste Vollmilchschokolade	9 cl Jamaika-Rum
150 g Butter	200 g gehackte und geröstete Walnüsse
100 g Sahne	
Mark von 1 Vanillestange	1 Päckchen kandierter Ingwer
1 Prise Zimt	

Die Schokolade wird zerkleinert und zusammen mit Butterflöckchen in ein Gefäß gegeben, die Sahne vorsichtig aufgekocht, das Vanillemark mit einer kleinen Prise Zimt und dem Amaretto zugerührt. Die heiße Sahne wird über die Schokoladenstücke und die Butter gegossen und nach der Verschmelzung der Ingredienzen krönt mein untergemischter Rum aus fernen Landen die Zeremonie. Aus der kaltgestellten Schokoladen-Traummischung steche ich kleine Portionen ab und forme sie zu Kugeln, die sich noch in kandierten Ingwerstückchen oder gehackten Walnüssen wälzen dürfen. Eine Prise Zimt oder brauner, kandierter Zucker leicht darübergestreut und der Gaumengenuss ist mit Worten nicht zu beschreiben.

Neben Blumen, selbst gemachten Marmeladen oder Likören sind diese Rumkugeln, 15 pro Tüte, fein eingepackt, als Mitbringsel der Hit. Um sich vor Nachbestellungen zu retten, schenken Sie einfach das Rezept weiter. Selbstverständlich dürfen wir Konditorinnen von unserer Kreation auch probieren und etwas als Nervenfutter zurückbehalten, aber alles mit Maß und Ziel!

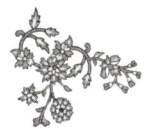

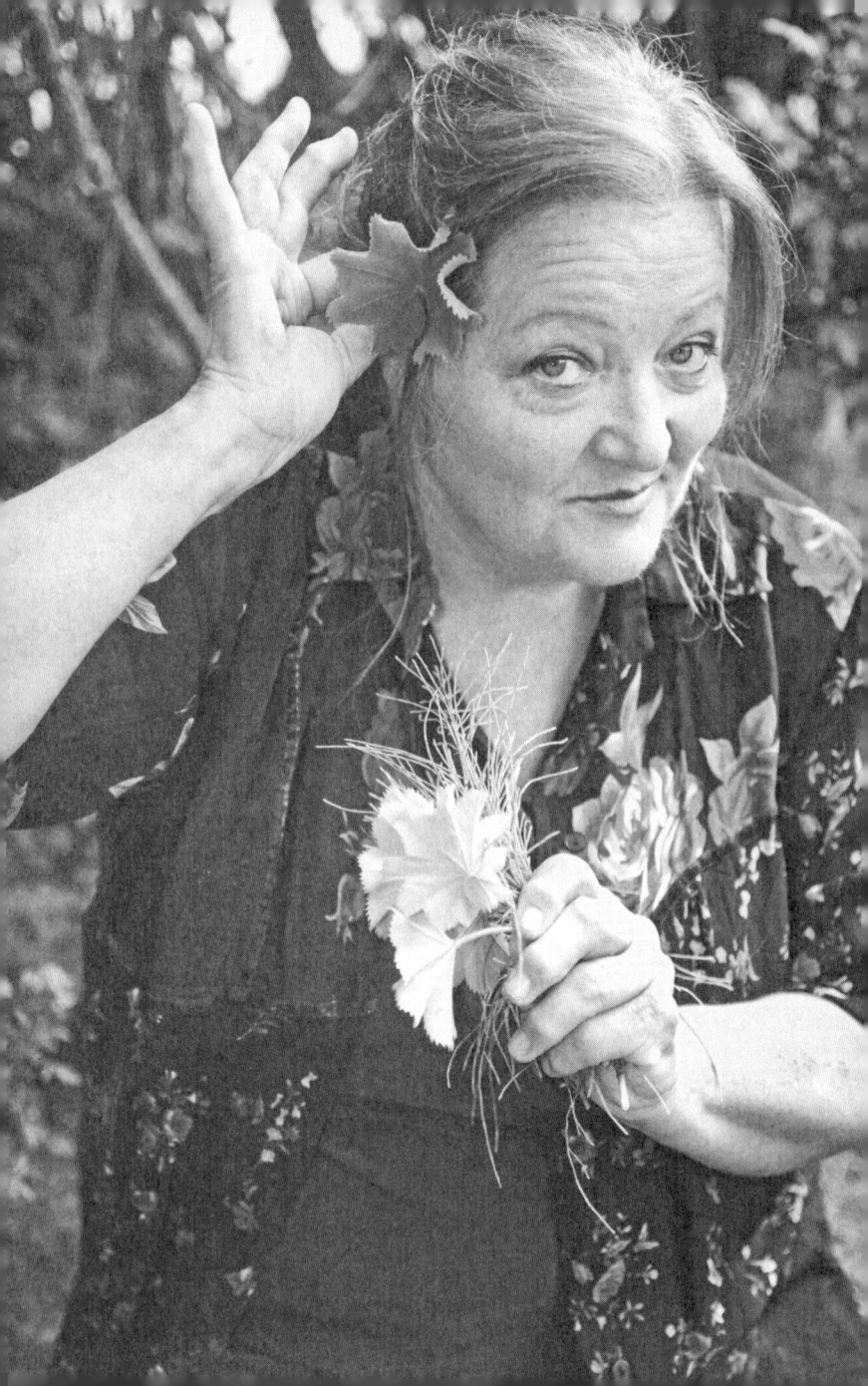

Natur und Geist

»Der Idealmensch der Zukunft wird nicht mehr ein Produkt der Natur oder der Kultur, sondern das Ergebnis unserer Naturwissenschaften sein. Unser Homunkulus aus unserem Retorten-Tempel. Die Eingrenzung der Epidemien und großen Hungersnöte, dabei spreche ich nicht von den afrikanischen Quantitäten, wenn Sie wissen, was ich meine, hat die Lebenserwartung des Menschen deutlich hinaufgeschraubt.«

Ich sitze mit einem Freund als Gast im Hörsaal seiner Uni und staune Bauklötze über den Vortrag eines Professors. Und ich glaube, ich weiß, was der Redner über Afrika verschweigt. Von seiner Mission durchglüht, redet der Naturwissenschaftler weiter. »Dank unserer kontrollierten hygienischen Maßnahmen, wenn Sie wissen, was ich meine, nahm die Bevölkerung rapide zu. So konnten wir unsere industrialisierte Nahrungsmittelerzeugung immer mehr hinaufschrauben. Wenn ich nur an die unermesslichen Märkte in China, von den noch offenen Kapazitäten in Indien ganz zu schweigen, in der Dritten Welt überhaupt erinnern darf. Die Unverträglichkeit, mit der diese unsere

Erdenbewohner auf unsere wirklich hochsterilisierten, keim-
freien Milchprodukte sogar mit der Aufgabe ihres Lebens reagieren, ist ja geradezu beschämend. Aber auch das wird von uns
geregelt werden, meine Damen und Herren. Seien Sie sich ver-
sichert, dass wir in absehbarer Zeit in der Lage sein werden,
zuerst natürlich für diese unkultivierten Gebiete der Zivili-
sation, das Problem der kostensprengenden Nahrungsmittel-
aufnahme kostengünstig durch Bereitstellung einer einzigen
Nahrungsergänzungstablette pro Proband, pro Tag, entschuldigen Sie, pro Mensch, pro Tag natürlich – wo war ich, im Labor?
Wo bin ich, ach, natürlich im Saal der Universität. Verzeihen Sie
bitte. Jetzt habe ich doch meinen roten Faden verloren«, versucht der verhuschte Redner jetzt wieder seinen Boden zu finden.

Da hätte ich jetzt beinahe die Contenance verloren. Das war
doch kein Universitätsprofessor, das war ein Abgesandter der
Industriemagnaten, der sich hier heute in den Hörsaal hinein-
geschlichen hatte. Vielleicht lag der wirkliche Professor so lange
geknebelt in der Tiefgarage.

Ich war von einem Freund, Student der Agrarwissenschaften, in
diese Vorlesung miteingeschleust worden. Für diesen Vortrag
der anderen Art wollte er einen Zeitzeugen, und mir kam das
gerade recht, denn Denaturation war mein Reizthema.

»Wir sind jetzt gerade dabei, den hochentwickelten Vorgang der
Photosynthese, wie er in der Pflanze vollzogen wird, künstlich

nachzuahmen. Damit eröffnen wir in Zukunft, in naher Zukunft natürlich, alle Möglichkeiten einer industriellen Nahrungserzeugung, unter Ausschaltung unserer natürlichen Grundlagen von Ackerbau und Viehzucht … Die frei werdenden Kapazitäten könnten dann durch Anbau von Gen-erprobten Pflanzen zur potenziellen Auffüllung unseres ja fast explodierenden Bio-Feuerwaffen-Marktes, ich meine natürlich des Bio-Benzin-Marktes, dienen.«

Ich hatte mich noch einmal zum Zuhören gezwungen, aber jetzt hieß es »nichts wie raus«. Mein Gastgeber hatte dieselbe Eingebung. War das befreiend, bei einem herrlichen Cappuccino ein Schwabinger Straßencafé zu unserem Diskussionsforum zu machen. Die abgaserfüllte Luft, der brandende Verkehr waren ein Honigschlecken gegen all das von uns Angesprochene: Antibiotika im Tierfutter, angewandte Hormone für bemitleidenswerte Kälbchen und Masthühnchen, Kunstdüngemittel, Gammastrahlen, um Lebensmittel und Gemüse zu sterilisieren, allergiefördernde künstliche Geschmacksstoffe – unser Cafétischchen wurde von der Last des Themen-Menüs fast erdrückt. Jetzt war aber ein feines Cognäcchen vonnöten, um meine frierende Seele wieder aufzuwärmen.

»Dieser Lobbyist von vorhin bezeichnet seine angepriesenen Nahrungsmittel als natürliche denaturierte Produkte«, ereiferte ich mich und kippte einen Schwapp industrieller Kondensmilch in meine Kaffeetasse.

»Von Lebensmitteln hat er ja gar nicht gesprochen. Denaturierte Nahrungsergänzungsprodukte als Grundversorgungsgedanke wäre hier wohl eher angebracht«, erwiderte mein guter Freund gelassen. »Was uns nicht umbringt, macht uns nur stärker«, meinte er amüsiert und schob sich seinen glimmenden Zigarettenstängel zwischen die Lippen.

Da hatte ich mir wieder mal die Birne heißgeredet. Ob der wohl überhaupt bei der Sache war?

»Hast du schon von dem neuen Begriff der Wohlstandsverwahrlosung gehört, mein angehendes Agrarprofessorlein?«, nahm ich ihn jetzt wieder ins Visier. »Ein kollektiver, körperlich-seelischer Verschleiß als Folge einer Überfütterung mit Zivilisationsgiften und einer Verwesung der sittlichen Normen der Gesellschaft!«

»Ach ja, das würde ja das wachsende Interesse für Krimis erklären, deren Handlungsabläufe in Pathologie-Abteilungen abgewickelt werden«, entgegnete er jovial und kippte sich zur fünften Zigarette den vierten Espresso hinterher. »Eine kollektiv-seelische Manipulation der Menschen, wie sie in diesen Zeiten gnadenlos stattfindet, ist für mich noch weitaus gefährlicher«, resümierte er. »Unsere Wissenschaftler geben sich nicht mehr mit psychotherapeutischen Methoden zufrieden. Sie versuchen auch durch elektromagnetische Behandlung menschlicher Gehirne, durch Anwendung von synthetischen Enzymen und Einsatz von Drogen die seelischen und geistigen Eigenschaften der Menschen zu verändern und die Persönlichkeit umzufunktionieren.

Doch eine praktizierende Christin, ein so frisches geistiges Wesen wie du, Marianne, deren Lebensrhythmus im Wechsel von entspannender Ruhe und befriedigender Schaffensfreude auf natürliche Weise stattfindet, wird es wohl in einer Gesellschaftsform, die nur dem Goldenen Kalb ihr ganzes Sinnen und Trachten opfert, nicht leicht haben?«

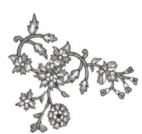

Liebe Leser, diese Sorge meines Freundes um mich konnte ich an diesem Tag bei meinem gereiften Jahrgang nicht mit ihm teilen. Der Leichtigkeit des Seins waren in meinem Leben bestimmt nicht Tag für Tag die Türen geöffnet. Auch den Zeiten des Schmerzes und der Melancholie hatte ich bei Anklopfung immer Audienz gewährt. Seinen vorbestimmten Weg zu finden, ihn dann auch kompromisslos zu gehen, ist nicht immer leicht, macht es aber, bei kompromissloser Einlösung, leicht ums Herz herum. Im Hier und Heute bin ich wach und kritisch und übernehme die Verantwortung für mein Handeln und dessen Konsequenzen alleine. Die Welt nehme ich so, wie sie ist, und wünsche mir von dieser auch so angenommen zu werden, wie ich bin. Na ja, der verstiegene Professor meiner Geschichte brauchte schon schlucken. Lass ihn reden, lass sie forschen, einmal Vollmond und zurück. Der liebe Gott gibt den Menschen immer nur das neue Wissen preis, das sie als seine abgelegte Recycleware wiederverwenden dürfen. Peu à popo.

Ja, dieser Gedanke beruhigt und belustigt mich. Da finde ich eine versöhnliche Notiz meines ganzheitlichen medizinischen Lehrmeisters, die da lautet: »Ist deine Seele müde, dein Körper geschwächt und dein Energiefluss zum Kosmos abgebrochen, verwandelt sich ein getrunkener Nektar im Körper zu Gift. Ist deine Seele wach, dein Körper erstarkt und dein Energiefluss zum Kosmos im Fluss, verwandelt sich eingenommenes Gift zu Nektar.«

Abflussreiniger »naturalmente«

Der Kaminkehrer reinigt den Kamin, für das Abflussrohr ist, bevor es zu einem Super-Verstopfungsgau kommt, meistens die Hausfrau zuständig. In meinem Leben heißt es also: Wehret den Anfängen!

Ich habe ein prima Rezept geerbt, um den Gerüchen, die aus verstopften Rohren aufzusteigen gewillt sind, den Garaus zu machen und eine Verstopfung gar nicht erst in die Gänge kommen zu lassen.

Man nehme:

300 g grobes Meersalz	Ein Fläschchen ätherisches Zitronenöl
300 g Natron aus der Apotheke	1 Zitrone

In einem Kübel mische ich das Meersalz mit dem Natron-Pulver, dazu gebe ich 10 Tropfen des Zitronenöls und vermenge die Zutaten durch kräftiges Rühren. Etwa ein Viertel davon wird in den Ausguss geschüttet und für etwa 5 Minuten wirken gelassen.

Heißes Wasser besorgt jetzt den Rest. Nicht erschrecken, denn das Natron-Pulver genießt seinen sprudelnden Auftritt. Abwarten und den Vorgang nach 15 Minuten noch einmal mit heißem Wasser, versetzt mit natürlichem Zitronensaft und etwas fein geriebener -schale, abschließen.

Den kostbaren Restbestand meines Reinigers horte ich in einem beschrifteten, verschließbaren Gefäß, damit ja keine Verwechslung mit Salz möglich ist. Dieses Rezept der alten Schule einmal die Woche angewandt, und der Abfluss bleibt frei und geruchsfrei, kostengünstig und umweltschonend. Wagen Sie einen Versuch, er lohnt sich!

Simsalabim – ein Hoch auf die Verwandlung!

Wir sind alle eins

Du bist du und ich bin ich,
deshalb bist du nicht ich
und ich bin nicht du,
immer warst du du und ich ich.

Doch wenn ich du wär
und du wärst ich, dann wärst du nicht du
und ich wär nicht ich, weil ja du ich wärst
und ich wär du und nicht ich.

Das ist ganz sicher nicht möglich,
nein, das kann sicher nicht gehen,
und trotzdem wär so etwas schön,
würde so etwas einmal geschehn.

Aber so bist du du und ich bin ich,
deshalb bist du nicht ich
und ich auch nicht du,
immer warst du du und ich ich.

Wäre aber ein andrer jetzt du
und ich wäre er, wär er nicht nur du,
er wäre nämlich auch ich,
und ich wäre du und du ich,
und wir zwei wärn aber auch er.

Wäre jetzt noch ein anderer er,
und er wäre wir und wir wären er,
dann wäre ich du und er wir
und der andere wäre auch wir.

Ginge das Spiel immer weiter,
jeder wäre dann bald ein andrer
und doch er selber auch noch,
dann wären wir alle bald eins
und niemand von uns wär allein.

So etwas sollte gehen
ja, das sollte wirklich geschehen,
doch leider geht so was im Traum nur,
und vielleicht auch irgendwann,
wenn wir alle mal nicht mehr sind,
obwohl es uns schon noch gibt,
vielleicht kommen wir dann zusammen.

Und dann wär ich du
und du wärst dann ich
und die anderen wärn wir
und wir wärn sie,
und dann wären wir
endlich allesamt eins
… wärn wir allesamt eins
… sind wir eins, allesamt eins …

Alfons Schweiggert (für Franz Ringseis)

GARTEN-'CONDO SURVIVO'

'TREIBHAUS UND
HÜHNERSTALL'
IN EINEM

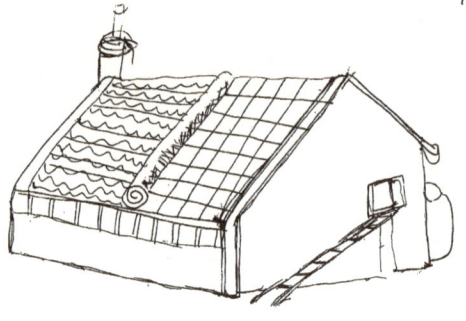

NORD-SEITE

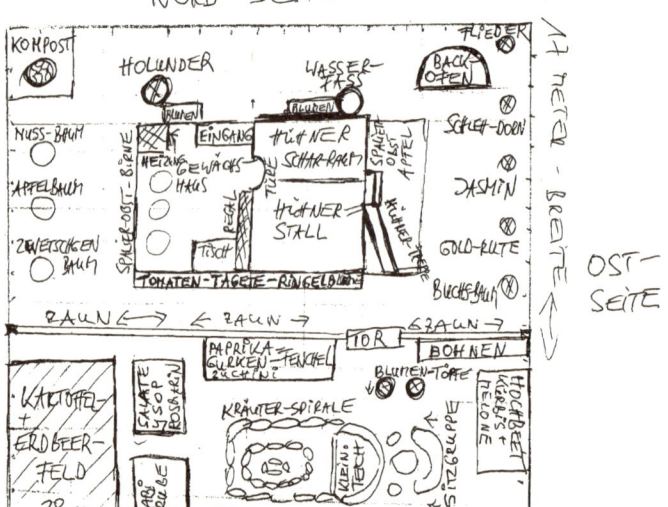

KOMPOST

HOLUNDER

WASSER-FASS

FLIEDER

BACK-OFEN

NUSS-BAUM

SPALIER-OST-BIRNE

BLUMEN

EINGANG

HEIZUNG GEWÄCHS-HAUS

REGAL

TÜRE

HÜHNER SCHARR-RAUM

HÜHNER STALL

BLUMEN

SPALIER OST-APFEL

HÜHNER-TÜRE

SCHLEH-DORN

JASMIN

GOLD-RUTE

APFELBAUM

ZWETSCHGEN BAUM

TISCH

TOMATEN-TAGETE-RINGELBLUM

BUCHS-BAUM

OST-SEITE

14 METER - BREITE

ZAUN → ← ZAUN

←ZAUN→

TOR

PAPRIKA GURKEN-FENCHEL ZUCCHINI

BOHNEN

WEST-SEITE

KARTOFFEL + ERDBEER-FELD

28 qm

SALBEI YSOP ROSMARIN

KOHLRABI GELBE RÜBE RADI

BLUMEN-TÖPFE

KRÄUTER-SPIRALE

KLEIN-TEICH

SITZGRUPPE

HOCHBEET KÜRBIS + MELONE

PETERSILIE - SCHNITTLAUCH-MINZE-THYMIAN

LAVENDEL-HECKE

SÜD-SEITE

Nix denaturi – Condo survivo

Den folgenden Abriss finden Sie auch in meinem letzten Buch *Meine Jahreszeiten.*

Ein Traum meines Großvaters: Ein Hühnerhaus wird mit einem Treibhaus zusammengelegt. Das Ganze wird von einem Gartengrundstück umsäumt, das mit einer nützlichen Kräuterspirale zu überraschen weiß. Auf 350 qm werden neben dem einmaligen Doppelhaus-Projekt Stauden, Blumen, Kräuter, Spalierobst, Salat und Gemüsepflanzen beheimatet.

Da können wir ja gar nicht mithalten mit unserer Stadtwohnung in Balkonienland, höre ich Sie seufzen. Vielleicht gründen Sie mit Ihren Familienmitgliedern, Freunden oder auch Nachbarn eine Condo-Interessen-Nutznießungs-Gemeinschaft und ergattern sich in Wohnbereichsnähe ein angemessenes Fleckchen Erde. Oder wie wäre es mit einem gemeinsam angemieteten Landhaus mit Garten fürs Wochenende, dessen Miete und Kosten man sich teilt?

Als ich um 1989 in Prag zu Dreharbeiten für *Martha und ich* verweilen durfte, konnte ich feststellen, dass unsere tschechischen Stabmitglieder und Schauspielkollegen, ergänzend zu ihren Wohnungen, immer noch stolz ein Bauernhaus auf dem Lande, das sie zärtlich Datscha nannten, vorzuweisen hatten.

Auch wenn man es sich mit Freunden teilte, blieb doch noch für den Einzelnen des Kollektivs ein guter Ertrag übrig. Man war autark, die biologische Qualität der Ernte vom Besten. Die selbstredende Arbeitsaufteilung konnte sich sehen lassen.

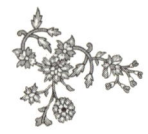

Der Traum fast eines jeden Gartenbesitzers ist ein Treibhaus. Zu Weihnachten frische grüne Gurken, zu Ostern wohlschmeckende Tomaten und saftige Pfirsiche und schon zu Pfingsten mundende Honigmelonen. Von märchenhaften Orchideen, verführenden Kamelien und sinnbetörenden Gardenien ganz zu schweigen. Wunderschöne Schmetterlinge, markige Palmenbäume, reich mit Kokosnüssen bestückt, die von grünen Meerkatzäffchen zu Boden befördert werden.

Autsch! Hat es mich doch schon wieder in surinamische Sehnsuchtsgefilde verschlagen. Sorry, Opa, ich bleib schon auf dem praktischen Steinboden deines kostengünstigen Condos. Gleichmäßige Wärme und Feuchtigkeit bescherten nach Monaten einen reichen, gesunden Gabentisch. Die praktische Zusammenlegung des Treib- und Hühnerhauses zog viel Gutes nach sich. Die Eierproduktion der Hühner wurde im Winter durch die Existenz deines warmen Stalles sehr gefördert. Auch die Pflanzen nahmen die Ausdünstung der Tiere und den abgegebenen Od-Gehalt ihres Misthaufens als aufbauende Sonntagsration gerne in ihr Tagesbudget auf.

Das wäre die erste Vereinigung zu einem bewussten, konstruktiven Zweck, wie du diese Fusion immer benanntest. Dein Konzept stattetest du nicht mit einem üblichen frei stehenden Satteldach aus, sondern du kreiertest ein frei nach Süden stehendes Pultdach. Dafür hattest du deine Gründe. Die Westwand blieb komplett fensterlos und konnte so von außen mit Spalierobst, wie deinen gut schmeckenden Birnen- und Apfelsorten, bekleidet werden. Die Ostseite bot sich ebenfalls dafür an. Die Fläche wurde auch von einem Hühnerausschlupf mit angelehnter Leiter genutzt. Eine Eingangstüre hattest du zweckmäßig auf die Mitte der Nordseite gelegt. Bei meinem Eintritt befand ich mich zuerst im Gewächshaus, das eine Innenmauer abtrennte, die wiederum mit einer Türe in den Hühnerstall versehen war. In den oberen Teil der Trennungswand hattest du ein kippbares Fenster installiert, das dann nachts mit einer Klappe geöffnet wurde. So profitierte das dankbare Hühnervolk von der wohltuenden Wärme des Treibhauses. Zum Ausgleich wurden die Pflanzen kostenfrei mit der gedüngten Luft des Hühnermisthaufens beschenkt.

Für die Hälfte des Hühnerstalles hatte unser Großvater natürlichen Erdboden belassen und zum Scharrraum für die Hühnersippe erkoren. Auf gedrechselten Holzlatten nahmen die Hühner ihre Sitzplätze gerne ein. Das war spitze, denn die gelegten Eier wurden von einer kurvigen Eileiter zart aufgefangen und vorsichtig nach unten weitertransportiert. Die zweite Hälfte des Hühnerstalls war dem anfallenden Dungmist vorbehalten, der jeden dritten Tag auf dem Komposthaufen entsorgt wurde. Nach einem Jahr war dieser gereift und vergoren wieder zur Einbettung und Düngung der Pflanzen bereit.

Die Innenmauer des Warmhauses war von oben herab bis zur Mitte mit selbst gebastelten Holzregalen bestückt worden. Hier konnten Pflanzen überwintern oder sich nach einer Umtopfung eine wohlverdiente Ruhephase gönnen. Ein Tisch von etwa drei Metern Länge, auf dem Anpflanzung und Pikierung, aber auch die Lagerung und Mischung des Tierfutters stattfand, hatte darunter seinen Platz gefunden. Kohle oder Holzscheite, auf dem Boden eines alten, aber treuen Badeofens zum Glühen gebracht, bescherten heißes Wasser, das mit Hilfe eines einfachen Wasserrohr-Systems umgeleitet wurde. Schon war das Heizproblem auf einfache Weise gelöst.

Ein gerader Weg mit einer Breite von etwa 80 cm, der auch mit einem Wasserschlauch abgespritzt werden konnte, gab, ausgelegt mit selbst gebrannten Ziegelsteinen, den beiden Räumen eine klare Note.

Großvaters Gebäudekomplex wies mit einer Länge von 8 Metern und einer Breite von 5 Metern eine Gesamtfläche von 40 qm auf.

Dem verbleibenden Areal von ca. 290 qm wurden ein Wassersammlungsplatz, daneben ein selbst gemauerter Backofen und eine imposante Kräuterspirale zugeteilt.

Stangenbohnen rankten sich um die Wette. Karotten, Sellerie, Kohlrabi, Fenchel, gelbe und rote Rüben bildeten ihren Saum. Schwarz- und Petersilienwurzel fungierten als Wächter. Schnittlauch, Estragon und Petersiliengrün, inmitten von Salat-, Zucchini- und Gurkenpflanzen, besserten deren Geschmack schon während der Zeit des Wachstums auf. Paprikastauden mit stattlichen Früchten, neben einer ertragreichen Tomatenkolonie an der Südseite des Condos, deren Umfeld von satten, orangefarbenen Ringelblumen, auch gegen hungrige Insekten und Schnecken, im Zaum gehalten wurde. Eine Porree-Sippe, Rettiche und Radieschen kuschelten sich auf der Ostseite an eine stattliche Rhabarberfamilie, »Amerikanische Riesen« genannt. Auf dem Komposthaufen hatte der Opa eine wohlhabende Melonen- und Kürbisplantage gegründet.

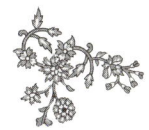

Und jetzt ein spezieller Geheimtipp aus Opas rotem Büchlein:

Ein Frühkartoffelfeld wurde im Monat März mit bereits im Keller vorgekeimten Kandidaten bestellt. Die Keime wurden nach oben gelegt, die ein oder andere Kartoffel auch dreigeteilt. Im Juni landeten die erstgeernteten wohlschmeckend schon auf unseren Tellern. Bis Mitte August wurde geerntet, danach umgegraben, leicht mit Hühnerdung vermischt und – Simsalabim – das abgeerntete Frühjahrsfeld in ein Erdbeerfeld verwandelt.

Die Setzlinge wurden im Abstand von 30 cm gepflanzt und dabei quadratisch angeordnet. Opa nahm dazu die Sorte »Waldkönig«, die besonders saftige Früchte auswies. Bereits Ende Oktober überraschte das neu gegründete Früchteparadies mit köstlichen Erträgen. Die Erdbeerpflanzen wurden vor frostigen Nächten ausgegraben und in das Gewächshaus zum Überwintern verfrachtet. Zur Aussaat im Frühjahr wurde nun zuerst wieder den Kartoffeln der Vorrang gegeben. Monokultur lag nicht im Vokabular unseres Chefgärtners.

Da gab es ja noch einen großzügigen Spender auf der Westseite des Geländes. Ein selbst gepflanzter, groß gewordener Nussbaum, der sich zusammen mit Sträuchern von schwarzen Johannisbeeren, Himbeeren, Stachelbeeren, einem Quitten-, Apfel- und Pflaumenbaum in bester Gesellschaft befand.

Sollte es uns jetzt gelungen sein, Ihr Interesse für unser Condo Survivo zu wecken, darf ich Ihnen die durch einen kleinen dekorativen Zaun separierte Südseite dieses Geländes vorstellen.

Die gesamte restliche Fläche ist unter anderem auch dem Hühnervolk als Freigelände gewidmet. Unsere gemütliche Holzbank gibt einen offenen Blick auf Opas ganzen Stolz, eine reichhaltige, duftende Kräuterspirale frei.

Man nimmt schöne gebrannte Ziegelsteine und legt diese in einem ersten Rundbogen von 2,50 m Durchmesser aus. In diesen streut man eine Lage von feinem Kies. Darauf kippt man Gartenerde, die feucht gehalten werden sollte. Der zweite Rundbogen besteht aus drei aufeinanderliegenden Ziegeln mit einem Durchmesser von 1,20 m, der ebenfalls mit Kies, Eierschalen und Gartenerde aufgefüllt wird. Der Kiesanteil ist dieses Mal höher. Die dritte Ebene besteht aus einem Schlusskreis mit einem Durchmesser von 30 cm.

Der Parterrebereich wäre für die Pfefferminze, die Zitronenmelisse, die Petersilie, die Borretschpflanze und das Basilikum reserviert. Der erste Stock würde Majoran, Thymian, Salbei und Rosmarin vorbehalten sein. Das Krönchen der dritten Etage kann eine Kapuzinerkressepflanze sein, deren Ausläufer sich dann nach unten ausbreiten könnten, wohltuend für die Pflanze, dekorativ fürs Auge.

Jetzt hätte ich Ihnen fast die Südostseite des kleinen Paradieses vorenthalten.

Da bildete gefüllter Flieder im Wechselspiel mit Jasmin, Heckenrose und Ginster eine Zaunreihe und wusste mit einem Duftreigen sondergleichen zu überraschen. Ein junger, kräftig blühender Holunderbusch schmiegt sich an erfahrene Schlehdornzweige, deren strotzende rosa Blüten auf reichhaltige Saftgewinnung schließen lassen. Die Südostecke war einem fülligen Goldrutengebüsch in voller Blüte vorbehalten, die ganze Südseite von einer duftenden Lavendelhecke eingesäumt. Auf seine Goldrute, die er liebevoll »meinen Solidaga« nannte, hielt mein Großvater große Stücke. Der Tee aus den getrockneten Blüten wirkt entwässernd, die geheimnisvolle, beruhigende Wirkung dieses Blütenextrakts legt sich begütigend um die Seele herum. Das war unserem Opa schon in jungen Jahren von seiner Mutter Corona, einem Nahrungs- und Kräuterweib, gelehrt worden. Während Johanniskraut durch das beinhaltende Rotöl eine Lichtempfindlichkeit auslöst, spielt diese bei der Goldrutenpflanze so gar keine Rolle. Man kann sie sich ruhig, leicht und luftig einverleiben. »Trinkst du diesen Tee morgens, mein Kind, legt dir dein Schutzengel für den Rest des Tages die Hand auf die Schulter«, pflegte mir mein Opa, nach einem glücklichen Ferienaufenthalt, vor meiner Heimreise tröstend ins Ohr zu flüstern.

Ich werde mir jetzt feinen Goldrutentee aufbrühen, Papier und Bleistift besorgen und mich auf das Gartenbänkchen meiner Kindertage pflanzen. Dann werde ich versuchen, liebe Leser, das Überlebens-Biotop meiner Kindheitserinnerung für Sie noch einmal skizziert auftauchen zu lassen.

Lebensmittel mit basischem Urgrund

1. Die Helden mit dem höchsten Anteil:

Kartoffeln

Oliven, schwarze bevorzugt

Äpfel

Bananen

Tomaten

alle frischen Kräuter aus dem Garten oder dem Wiesengrund

Schwarzer Rettich

Zitrone

2. Obst und Nüsse

Ananas

Aprikosen & Kerne

Beeren wie Brombeeren, Erdbeeren, Heidelbeeren, Himbeeren, Holunder, Johannisbeeren, Stachelbeeren, Sanddorn

Birnen

Datteln

Feigen

Grapefruit

Haselnüsse, Mandeln und Walnüsse

Kirschen

Kiwis

Limetten

Mango

Maracuja

Papaya

Pfirsich

Pflaumen

Quitten

Rhabarber

Rosinen

Trauben

3. Gemüse

Auberginen

Avocado

Blumenkohl

Grüne Bohnen

Brokkoli

Chicoree

Chinakohl

Endiviensalat

Eisbergsalat

grüner Salat

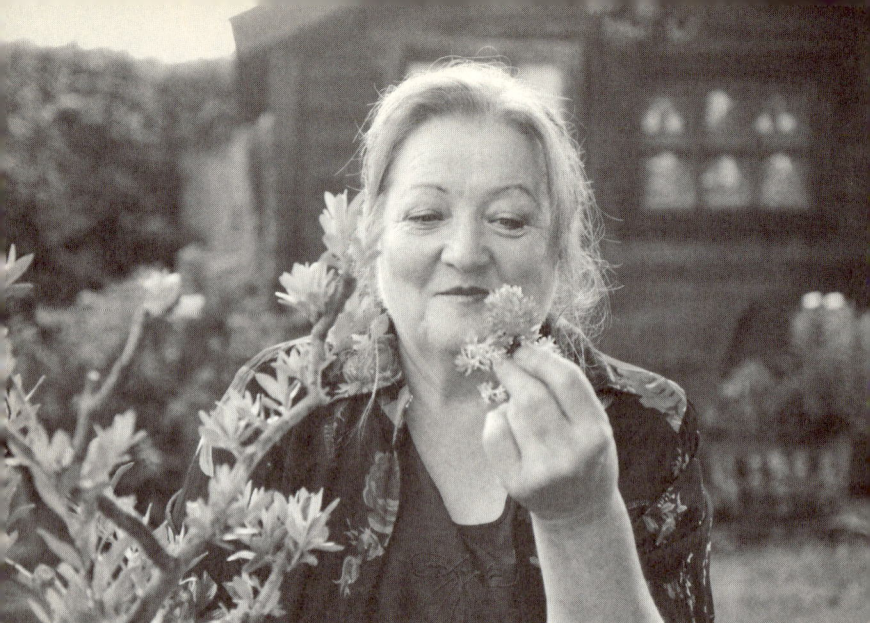

Erbsen	Paprika
Feldsalat	Pastinake
Fenchel	Peperoni
Frühlingszwiebeln	Pfifferlinge
Grünkohl	Radicchio
Gurken	Radieschen
Kapuzinerkresse	Rotkohl
Karotten	Schwarzwurzeln
Kohlrabi	Sellerie
Kürbis	Spinat
Lauch	Steckrüben
Löwenzahn	Wirsing
Mangold	Zucchini
Meerrettich	Zwiebeln

Liebe Verbündete, liebe Leserinnen, liebe Leser,

das Buch steckt in der letzten Presswehe. Ein Jahr dauerte meine Vorplanung, fünf Monate die intensive Schreibphase, was einen strategischen Ablaufplan erforderte und in dieser Zeit die Einschränkung sozialer Kontakte bedeutete, um ein auferlegtes Pensum bewältigen zu können. Heute bin ich glücklich erschöpft, denn es fehlt nur noch das Schlusswort. Noch schnell ein kleines Kaffeepäuschen, gleich liebkose ich wieder die fleißigen Tasten meines Laptops, nehme ich mir tapfer vor, da zippt es in meinem Herzen, und meine Seele reckt und streckt sich hin nach fernen Gestaden. Hier ist es wieder, das Weh nach meinem fernen Surinam. Der Duft von Gewürzen, der um meine Nase streicht, Zimt, Koriander, Kurkuma, Anis, Muskat, Zitronengras, Vanille, lässt meine Knie wackeln. Lotosblumen, Schmetterlinge, dunkelhäutige Antlitze, untermalt von sanftem Meeresrauschen und frohlockender Cajun-Musik, durchströmen Körper, Gehirn und Seele. Noch ein paar Monate in Geduld üben, dann darf sich das heimgekehrte Kind in den Armen seines Seelenlandes wiegen, tröste ich mich mit einem Gläschen Kokosnussdrink, den ich mir gestern, Surinam in memoriam, aus Kokosmilch, Zitronensaft, Ingwer, Honig, Minze und einem Schuss Bacardi gebraut habe.

»Was Gott verspricht, das muss das Leben halten«, mit diesem tröstenden Spruch von Rilke nagele ich meinen Schöpfer fest. »Wie du weißt, Marianne, hat alles seine Zeit, übe dich in Geduld, wie es du den Mitmenschen ja immer vorpredigst«, höre ich mich sprechen. »Die Geduld ist aller Schmerzen Arznei«, hatte Mutter Agnes ihrer Tochter »Marke Wirbelwind« öfters aufs eingepackte Pausenbrot geschrieben. Ich nehme ihren Rat wieder einmal beim Wort und werde die Zeit des geduldigen Wartens auf meine große Reise übers Meer erst einmal mit einem Dinner »Sehnsucht Surinam« überbrücken, einem Mahl der hundert Gewürze, mit Speisen zum Hineinlegen und Verspeisen natürlich. Ein Dinner als Dankeschön für meine Familie und die guten Geister des Verlages.

Doch jetzt genug der Worte, ich nehme Sie gleich mit in meine Kochkajüte, um freudig aufzukochen.

Als Aperitif gibt es:

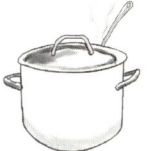

Holunder-Brombeeren-Bowle
mit Giersch und Waldmeister

½ Bund Waldmeister	150 g Holunderbeeren
½ Bund Giersch	100 g Brombeeren
800 ml Weißwein, trocken und vom Feinsten	2 EL brauner Zucker
	1 ungespritzte Zitrone und Zitronenschale, gerieben
50 ml Holundersirup, selbst gemacht	
	1 Prise Zimt
150 ml Wermut	600 ml Sekt
2 cl Angostura	

Das Waldmeister- und Gierschgrün hat feinen Geschmack, wächst an Wegrändern und in meinem Garten, wird gewaschen und abgetrocknet, zusammengebunden, und wir behalten jeweils ein paar Blätter zum Garnieren auf.

In eine kristalline Bowleschale gebe ich 300 ml von dem Weißwein, füge den Holundersirup, den Wermut und den Angostura zu, vermische alles, gebe die Waldmeister- und Giersch-Sträußlein hinein, decke ab und lasse alles 30 Minuten aufeinander wirken.

Inzwischen fülle ich die Holunder- und Brombeeren in eine Schüssel, gebe den Zucker, die geriebene Zitronenschale und eine Prise Zimt darüber und lasse sie ca. 20 Minuten ziehen.

Die Zitrone wird in Scheiben geschnitten, Waldmeister und Giersch herausgenommen, die Beeren kommen mit gezogenem Saft und Zitronenschale in das Bowlegefäß. Kurz vor der Erstürmung des süffigen Inhalts wird mit übrigem Weißwein und Sekt aufgefüllt. Mit jungen Waldmeister- und Gierschblättern und ein paar unmarinierten Beeren als Garnierung kredenzt – oh, wie das mundet, for heaven's sake!

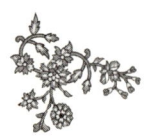

Und jetzt geht's in den Hauptgang hinein:

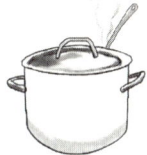

»Sehnsucht nach Surinam«
Zimthuhn mit Tomaten

Für 4 bis 6 Personen

1 Zwiebel	2 cl Cognac
4 Knoblauchzehen	1 TL Tomatenmark
120 g Butter	1 TL Zimt
½ kg Hühnerfleisch (aus einem ganzen Huhn)	1 Prise Nelkenpulver
	Salz und Pfeffer
1 Prise Thymian	250 g Tomaten, aus der Dose
1 TL Cayennepfeffer	1 TL brauner Zucker
150 ml Wermut	

Die Zwiebel und der Knoblauch werden geschnitten und in der zerlassenen Butter vorsichtig angedünstet. Das in Stücke geschnittene Huhn wird nun in den Topf gelegt, mit Thymian und Cayennepfeffer gewürzt und zum Bräunen öfters gewendet. Die Hühnerteile werden nach dem Anbraten herausgenommen und beiseitegelegt, Wermut und Cognac in den Topf gegeben, kurz aufgekocht, Tomatenmark, Zimt, Nelkenpulver zugefügt und mit Salz und Pfeffer abgeschmeckt.

Die angebratenen Hühnerteile werden nun zusammen mit Tomaten, braunem Zucker und den restlichen Gewürzen wieder in den Topf gegeben und zugedeckt für etwa 1½ Stunden auf kleiner Flamme geköchelt. Mit einem Schuss Sahne verfeinern und mit Basmati-Reis, der mit Kurkuma und Koriandergrün versetzt wird, anrichten.

Ich durfte dieses duftende, wohlschmeckende Gericht schon vorkosten, ich verspreche Ihnen, das ist ein delikates, zimtiges Gaumenvergnügen, während der Körper nebenbei mit Kalzium, Eisen, Mangan, Kalium, Zink, Enzymen, Vitaminen und natürlich auch mit einem herrlich trockenen Weißwein im Gefolge verwöhnt wird.

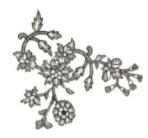

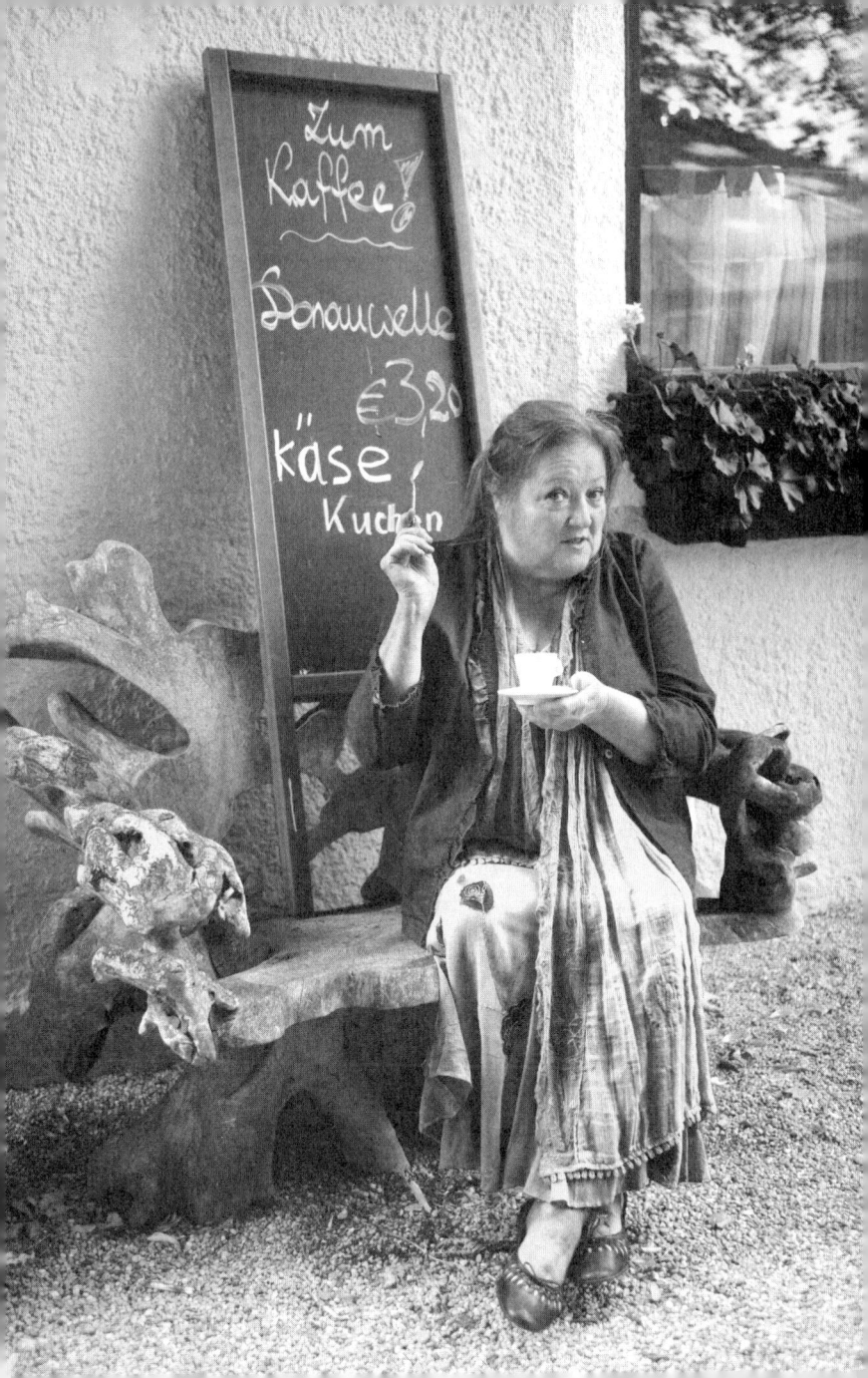

Schon sind wir bei meinem feinen Nachtisch angelangt:

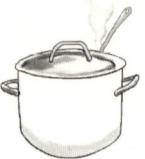

Himmlische Weinschaumcreme
mit Passionsfrucht und Ingwer

7 frische Passionsfrüchte	120 ml Weißwein
2 EL kandierte Ingwerfrüchte	300 ml Sahne
Saft und abgeriebene Schale von 1 Limette	150 ml Joghurt
	Borretschblüten zum Dekorieren
50 g Puderzucker	

Das frische Fruchtfleisch, Kerne und Saft der Passionsfrüchte auf sechs Portionsschalen verteilen. Vom kandierten Ingwer zum Garnieren ein paar Stücke auf die Seite legen, den Rest mit dem Saft und der abgeriebenen Limettenschale im Mixer pürieren.

Die Mischung mit dem Puderzucker und dem Weißwein vermischen, bis sich der Zucker aufgelöst hat. Die Sahne wird geschlagen und unter die Weinmasse gehoben, zum Schluss der Joghurt untergerührt. Die Creme wird jetzt auf die wartenden Portionsschalen verteilt, kühl gestellt und vor dem Schnabulieren mit gestifteltem kandiertem Ingwer und blauen Borretschblüten dekoriert. Schon einmal habe ich nach diesem Dessert meinen Schutzengel singen hören, lassen Sie sich überraschen, liebe Leser!

Epilog

So, liebe Leserinnen und Leser,

ein Dankeschön von ganzem Herzen, dass Sie den Weg durch Zeit und Raum meiner klimakterischen Befindlichkeit bis hierher mit mir gegangen sind, oder haben Sie diese Seite nur durch spontanes Aufblättern gefunden?

Nun hat sich mein großes Herzensanliegen erfüllt, ein Buch zu schreiben, das liebe- und respektvoll mit dem viel geschmähten Thema der Wechseljahre umgeht und auch die Leichtigkeit des Seins im Alter durch eigene, gelebte Erfahrung nicht infrage stellt.

Platz schaffen für das neue Lebensfeld, Wohnung entrümpeln, Körper entschlacken, Seele entsäuern, energetische Reinigung der Lebensräume, ganzheitliche Betrachtung eines Heilungsprozesses, Versöhnung mit den Mitmenschen und Ahnen, Aussöhnung mit sich selbst und der Endlichkeit des Lebens, es gibt so viel zu lernen und zu tun, um eine Wiederverzauberung der Welt in dieser reifen Lebensphase möglich zu machen.

Gehen wir Weibsbilder am Ende der Gebärfähigkeit bejahend über die Brücke, erwartet uns ein Lebensabschnitt, den ich mit meinen siebenundsechzig Jahren aus eigener Erfahrung als den erfülltesten bezeichnen möchte.

Wichtig ist es für mich, in der Zeit meines Altweibersommers ein paar goldene Regeln zu beherzigen.

Für die Erhaltung der Körperkraft und Gesundheit esse ich täglich einmal Obst, Salat und Gemüse als basischen Ernährungsurgrund, um einer Übersäuerung vorzubeugen. Ganz wichtig ist es, dem Körper genügend Flüssigkeit zuzuführen, ein tägliches Pensum von zwei Litern versuche ich zu erfüllen. Vor dem Frühstück trinke ich ein Glas sprudelnd gekochtes Wasser mit Zitrone, Ingwer oder Minzetee, um den Magen, durch eine gute Durchblutung, auf sein Tagespensum einzustimmen und den Kreislauf durch die linksdrehenden Moleküle mit in Schwung zu bringen. Durch Radfahren, Schwimmen, Spazierengehen oder fleißige Garten- und Hausarbeit sorge ich für eine tägliche Bewegung meines Körpers. »Wer rastet, der rostet«, bemerkte unsere Mutter Agnes sehr gern, und wie recht sie hatte.

Wie wichtig ist es, nicht alles in sich hineinzufressen und seinem Ärger konstruktiv Luft zu machen. Hildegard von Bingen spricht in diesem Zusammenhang von der Gefahr der schwarzen Galle, die auf längere Sicht unsere Organe vergiftet. Seinem Ärger konstruktiv Luft zu machen, ohne einen Mitmenschen dabei vorsätzlich zu kränken, das fand sie sinnvoll und einem gewittrigen

Ausbruch des heiligen Zorns, den sie der roten Galle zuordnete, hatte sie außer der Einhaltung des fünften Gebots nichts entgegenzusetzen.

Eigelb und Traubenzucker, Vitamin B_{12}, Magnesium, Cimicifuga-Kerze, Holunder plus Honig plus Eichenrinde, Rhabarber in allen Variationen, Radfahren im Bett, das ist Gymnastik in Rückenlage mit Beinen nach oben, genügend Ruhe im Karton – das alles steht uns fürsorglich zur Seite.

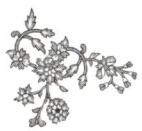

Meine Damen, da ich seit über dreißig Jahren ein bekennendes Singledasein führe und mich auch den Sexabenteuern der Zewawisch-und-weg-Nächte verschließe, hatte in diesem Buch die allgemeine Menschenliebe Vorrang. Sie erzählen mir, vielleicht bei einer meiner Lesungen, im Austausch wilde Abenteuer einer Indian-Summer-Woman der anderen Art. Wie mir eine infizierte Freundin berichtete, setzt man sich derzeit, will man dazugehören, demonstrativ in die U-Bahn und liest gänzlich auffällig aus dem aktuellen Bestseller-Roman der Marke »Mommy Porn«. Fesselspiele, Schläge, Unterwerfungsrituale als realer Menopausen-Kitzel … So outete sich in einer Talkshow eine erfolgreiche Frau als Fan des Buches und seiner sexuellen Rituale, distanzierte sich aber erbost von der Existenz der geschlagenen, zur Unterwerfung gezwungenen Frauen, die in Frauenhäusern Schutz suchen.

Für mich gibt es in einer tiefen Liebesbeziehung kein Tabu, wenn es darum geht, die geheimen Wünsche des Partners auf freiwilliger Basis zu erfüllen. Die Verklärung des frauenverachtenden, sexuellen Unterdrückers eines One-Night-Stands durch eine intellektuelle Frauenriege macht mir Angst, muss aber als Zeitgeistphänomen akzeptiert und studiert werden. Ihr wilden Sadomaso-Abenteurerinnen, lasst euch von einem alten Dornröschen ein Liebestrank- und Wiederaufbau-Rezept vor dem nächsten Date flugs in eure Lederkorsage stecken.

Aus feinstem Kakao aus Nicaragua wird für die Dame mit einem halben Esslöffel Zimt vom Feinsten, mit klein geschnittenen Chilischoten ein anregender, aufbauender Drink gezaubert, und für den abgekämpften Torero gibt es frische Austern mit Safranfäden und Shrimps, gekrönt von frischen Erdbeeren, am Schokoladenbrunnen benetzt und in sündigen Schlunden des agierenden Paares versenkt.

Nun ist es so weit, liebe Leser, jetzt heißt es, sich von Ihnen zu verabschieden. Ein großes Glücksgefühl stellt sich ein, wenn ich mir den 3. Februar dieses Jahres, die Rückkehr des Wassermanns in das Haus der Fische, vor Augen führe, die astrologisch unter anderem für das Prinzip der Nächstenliebe und des Mitgefühls steht und uns in eine bessere Zeit der sozialen Gerechtigkeit und der ethischen Lebensgrundhaltung leitet. Diese Entwicklung braucht den roten Geduldsfaden von Ariadne, denn sie geht homöopathisch vor sich, ist bereits spürbar. Wir Indigo-Wesen leben ja schon seit über fünfzig Jahren nach dem

Überlebensprinzip des Teilens, Tauschens und eines menschlichen Miteinanders, in dem jeder Mensch, so auch ich, auf seine Art die große Frage »Woher komme ich, wer bin ich, wohin gehe ich« zu beantworten versucht.

Eine große Gefahr sehe ich bei den Menschen, die sich als Erfinder der Eugenik-Wissenschaft und der synthetischen Biologie auf eine Stufe mit unserem Schöpfer zu stellen gedenken oder schon gestellt haben.

»Alles, was existiert, hat seine Berechtigung, es kann nie etwas geben, was nicht sein sollte, so funktioniert das Gesetz der Polarität«, höre ich zum Abschied gerade wieder die tröstende Stimme meines Mentors und Arztes in meinem Inneren, und ich kann diese Haltung als praktizierende, gläubige Ganzheitsdenkerin nur akzeptieren und den hohen Herren der Wissenschaft ihren erkämpften Platz gönnen.

»Der Böses will und Gutes schafft«, heißt es in Goethes *Faust*, schafft das Trost? – was meinen Sie, liebe Leser?

Jedenfalls steht für mich ein Gedanke Rilkes frei und groß im Raum, mit dem ich mich hier von Ihnen verabschieden möchte.

»Das Wesen ist göttlich, der Mensch aber nicht Gott.«

Herzliche Grüße und eine gute Zeit, Gesundheit, Licht und Liebe, auch an die Herren der Schöpfung, die gerade ihre Klimakteriumsterrarien mit dem Johannisfeuer ihres zweiten Frühlings bewildern.

Auf Wiederschaun in Surinam!

Ihre Marianne Sägebrecht

Ein großes Dankeschön

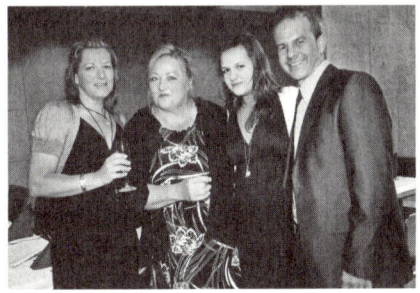

an Frau Brigitte Fleissner-Mikorey, Frau Sabine Jaenicke, Frau Tanja Frei, Frau Susanne Schmutterer, Frau Rosa Fischli, Frau Marlene Ehard, Frau Helga Schreiber und Herrn Antonius Jaki-mik und all die guten Geister des Verlags für Professionalität, Geduld und liebevolle Zuwendung,

an meine Tochter Daniela mit Carmelo und Alina und Schwes-ter Renate für großen Beistand und Seelenstärkung,

an Monika Bauernfeind, Fam. Max Krückl, Olivia und Josef Brustmann und Sabrina Lorenz für Unterstützung in der letzten Schreibphase, an Andy Merkle und Elisabeth Heinl für Einladung, Aufmunterung und Zuversicht,

an Gitti und Franz Völkl für guten Mut und Fürsorge,

an Herrn und Frau Fuchs, Zitronenkuchenkönigin, für gute Nachbarschaft und Verköstigung,

an Gabi Oberstaller und Georg Ziegler für Mutmachung, Gleichklang der Gedanken und Licht-Pakete,

an Michaela Dietl, Cornelia Beßler, Patrizia Moresco für Vertrauen und Mitarbeit,

an Achim Graf und Johanna für freundschaftliche Verbundenheit und einmalige fotografische Zusammenarbeit!

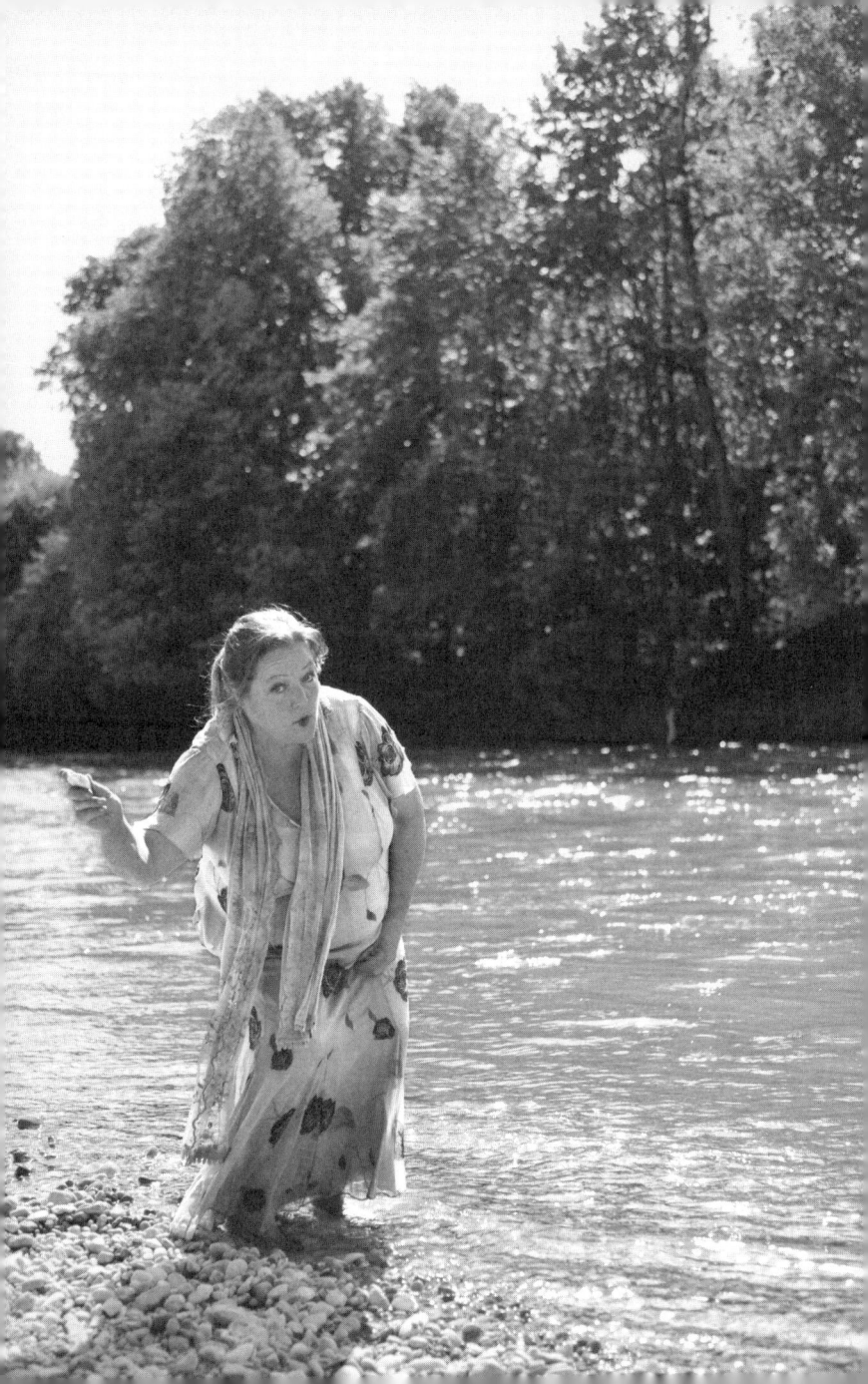

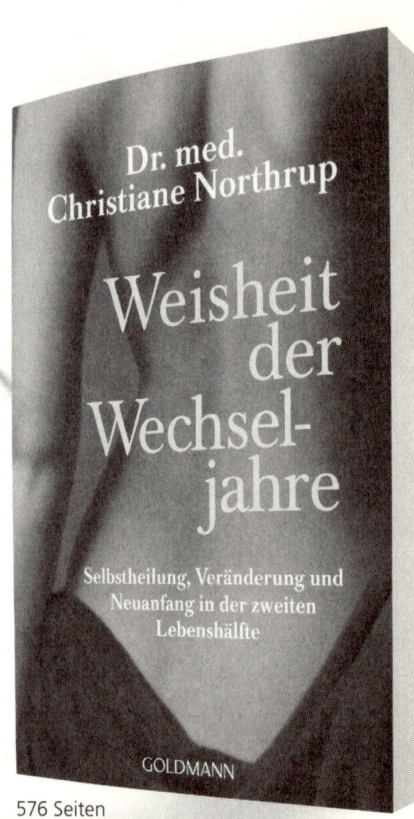

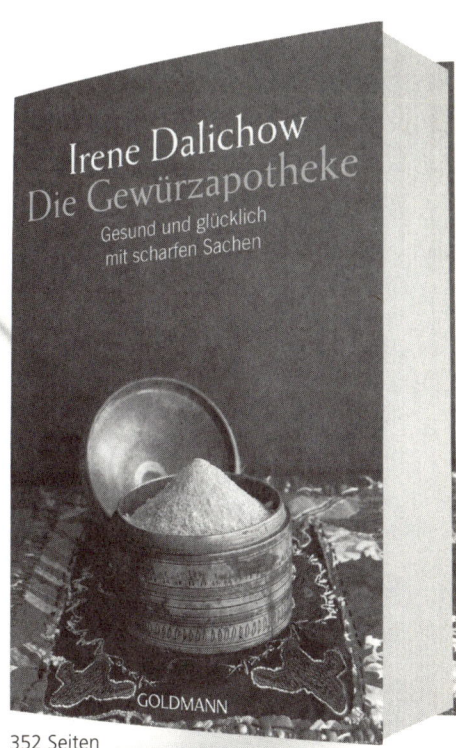
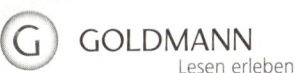

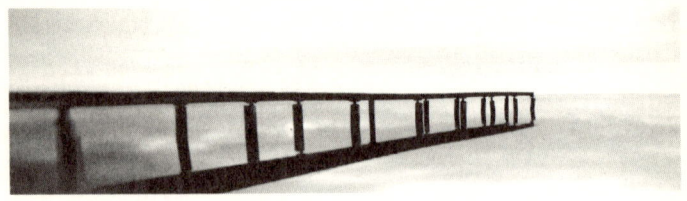
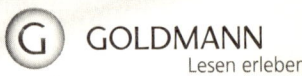